DES

LÉSIONS DU FŒTUS

DANS LES

PRÉSENTATIONS SPONTANÉES

DE

L'EXTRÉMITÉ PELVIENNE

ET

DANS LA VERSION

PAR

J.-E. DUCOURNEAU,
Docteur en médecine de la Faculté de Paris.

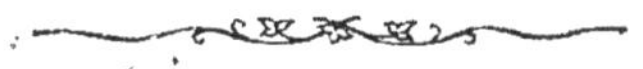

PARIS
OCTAVE DOIN, EDITEUR
PLACE DE L'ECOLE-DE-MÉDECINE
2, rue Antoine-Dubois, 2

1876

DES

LÉSIONS DU FŒTUS

DANS LES

PRÉSENTATIONS SPONTANÉES

DE L'EXTRÉMITÉ PELVIENNE

ET

DANS LA VERSION

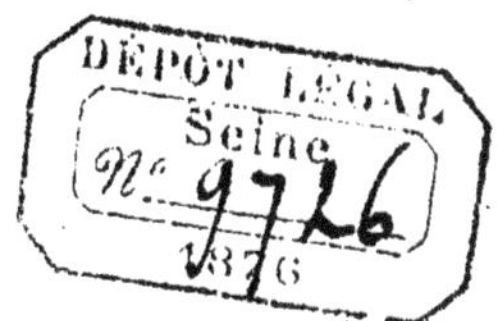

DES

LÉSIONS DU FŒTUS

DANS LES

PRÉSENTATIONS SPONTANÉES

DE

L'EXTRÉMITÉ PELVIENNE

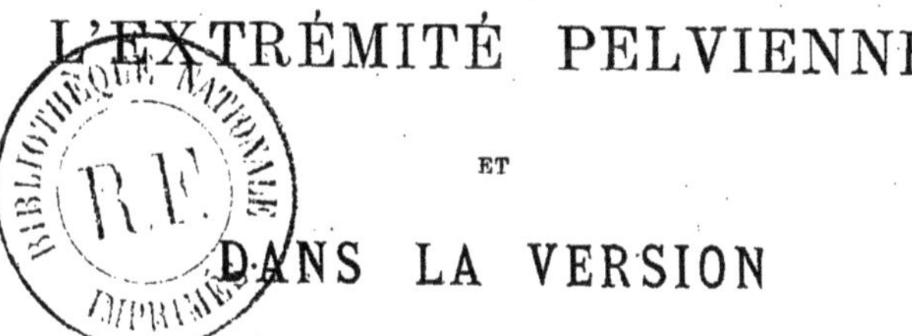

ET

DANS LA VERSION

PAR

J.-E. DUCOURNEAU,
Docteur en médecine de la Faculté de Paris.

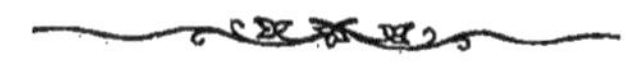

PARIS
OCTAVE DOIN, EDITEUR
PLACE DE L'ÉCOLE-DE-MÉDECINE
2, rue Antoine-Dubois, 2

1876

CONTRIBUTION

À L'ÉTUDE DES

LÉSIONS DU FOETUS

DANS LES

PRÉSENTATIONS SPONTANÉES DE L'EXTRÉMITÉ PELVIENNE ET DANS LA VERSION

PROLÉGOMÈNES. — DIVISION DU SUJET.

Dans le courant de l'année dernière, et tandis que je suivais la clinique de M. le professeur Depaul, M. le Dr Pinard, chef de clinique d'accouchements, signalait à mon attention certains cas de lésions produites sur des enfants à la suite de l'accouchement par le siége.

Après avoir réuni quelques faits de ce genre, j'ai fait de leur étude l'objet de ma dissertation inaugurale.

L'anatomie pathologique, la symptomatologie, le diagnostic des différents cas, leur nombre varié, les circonstances si diverses qui favorisent leur production, constituent un sujet trop vaste pour qu'il me soit permis de songer à en présenter l'étude complète. Aussi me suis-je vu forcé de limiter la question pour la faire entrer dans le cadre toujours assez restreint d'un travail de la nature de celui-ci.

Ce n'est qu'avec une grande défiance et une grande timidité que j'aborde ce sujet, laissant à d'autres plus expérimentés le soin de reprendre la question, et de la traiter avec plus de compétence. Heureux si j'ai pu contribuer pour une faible part à l'étude si intéressante mais si étendue des lésions du fœtus dans cette présentation, et si j'ai pu attirer l'attention sur une question éminemment pratique et qui mérite d'être étudiée à tant de points de vue.

Quoiqu'il n'existe, à proprement parler, aucun travail complet sur le sujet dont nous allons essayer d'ébaucher l'étude, et qu'on n'ait pas songé jusqu'ici à réunir, sous le titre que nous avons adopté, les faits que la science renferme, nous avons trouvé néanmoins un grand nombre de matériaux épars que nous avons pu utiliser.

Presque tous les accoucheurs du siècle dernier font mention de ces lésions, et quelques-uns d'entre eux en rapportent même des observations assez détaillées. Plus tard, Mme Lachapelle en cite des exemples nombreux, et Jacquemier, dans son *Manuel d'obstétrique*, s'étend assez longuement sur les circonstances qui président à leur production.

En 1853, M. le professeur Pajot eut à traiter les lésions traumatiques du fœtus, à un point de vue plus général que le nôtre. Son travail eut pour titre : *Des lésions traumatiques que le fœtus peut éprouver pendant l'accouchement* (*Pajot, thèse de concours*), et nous devons rendre hommage au rare talent avec lequel elles sont étudiées. C'est ce travail de l'éminent professeur qui nous servira de guide. Nous lui emprunterons des faits intéressants et des appréciations nombreuses.

Nous avons dû, en outre, parcourir l'excellente thèse de M. Nadaud (Paralysie obstétricales des nouveaux-nés, Paris, 1872), qui nous intéresse au point de vue des para lysies survenant à la suite des manœuvres de l'accouchement.

Nous signalerons encore un ouvrage allemand dont la traduction a été donnée récemment par M. Charpentier, professeur agrégé de cette Faculté (*Manuel d'accouchements*, Carl Schrœder, trad. Charpentier, Paris, 1875). L'auteur parle des lésions qui nous occupent; nous aurons l'occasion de lui emprunter quelques citations.

Enfin, tout récemment encore, un journal nouveau publié en Allemagne (la *Zeitschrift für Geburtshülfe una Frauenkrankheiten*, Stuttgard, 1875) faisait paraître dans son premier numéro un article de Carl Ruge, dans lequel cet auteur présentait 64 observations précédées de courts aperçus sur les lésions qui en font l'objet. La traduction appartient à M. Charpentier, professeur agrégé; elle a été publiée dans le *Bulletin de Thérapeutique* (n^{os} du 30 juillet et du 15 août 1875).

Ces observations ne présentent d'intérêt qu'au point de vue anatomo-pathologique. Mais, comme les diamètres maternels et fœtaux y sont scrupuleusement signalés, elles pourront, en outre, nous être utiles au point de vue de la pathogénie des lésions.

C'est en nous appuyant sur les travaux que nous venons de signaler, et aussi sur les rares observations que nous avons pu trouver, et dont quelques-unes sont inédites ou personnelles, que nous essayerons d'ébaucher l'étude des lésions du fœtus dans l'accouchement par le siége, et d'en déduire les conséquences pratiques.

Toutefois, nous devons dire que ce travail est entrepris presque exclusivement au point de vue obstétrical, et que le côté chirurgical s'y trouvera souvent négligé, la nécessité de ne traiter qu'un côté de la question nous ayant été imposée par l'étendue du sujet.

Cette étude sera divisée en quatre chapitres.

Le premier chapitre comprendra : 1° Quelques considérations sur le pronostic, les genres, les variétés et le mécanisme de l'accouchement dans les présentations de l'extrémité pelvienne; 2° Un parallèle entre l'accouchement qui se fait par le sommet et celui qui se fait par le siége.

Dans le deuxième chapitre nous étudierons les lésions de l'extrémité céphalique.

Dans le troisième chapitre nous nous occuperons des lésions de la région cervicale. Nous aurons à rapporter, en outre, une série d'expériences entreprises récemment à Édimbourg par Mathews Duncan, dans le but de déterminer la résistance des tissus chez le fœtus, lorsque l'accoucheur, dans le but de dégager la tête, pratique des tractions sur les membres et sur le tronc.

Je citerai le compte rendu de l'auteur lui-même avec les réflexions et les conclusions qui l'accompagnent [1]. J'en dois la traduction à l'extrême obligeance de M. le docteur Budin, ancien interne de la Maternité. Je le prie, ainsi que tous ceux qui ont bien voulu me faire part des observations qu'ils avaient entre les mains, de recevoir ici tous mes remercîments.

Dans le même chapitre nous essayerons d'établir un parallèle entre les expériences de l'auteur anglais et celles entreprises par M. Pajot, et d'en tirer les conséquences pratiques qui en découlent, tout en regrettant que notre expérience ne soit pas à la hauteur de cette tâche.

1. Ces expériences, dont Mathews Duncan parle avec la satisfaction d'un homme qui a trouvé un procédé auquel d'autres n'avaient pas songé, ces expériences, dis-je, ne sont pas les premières qui aient été tentées dans le même but. Déjà M. Pajot, en 1853, en avait institué d'aussi intéressantes et de plus nombreuses, et dont les ésultats sont consignés à la fin de sa thèse d'agrégation (*loc. cit.*, p. 118).

Nous terminerons ce chapitre par quelques considérations sur les lésions du tronc.

Enfin, nous consacrerons le quatrième et dernier à l'étude de quelques lésions des membres les plus intéressantes. Mais, comme ces lésions n'ont pas été étudiées chez le fœtus, nous serons obligé de tirer de nos observations les quelques appréciations que nous allons tenter sur ce sujet.

Quelques conclusions générales termineront notre travail.

Avant d'aller plus loin qu'il me soit permis de remercier tous mes maîtres, et en particulier M. le professeur Verneuil, pour la bienveillance qu'ils m'ont témoignée et les excellents conseils qu'ils n'ont cessé de me prodiguer dans le cours de mes études médicales.

Que M. le docteur Pinard, chef de clinique d'accouchements de la Faculté, reçoive aussi mes remercîments pour les documents qu'il a bien voulu mettre à ma disposition.

Je dois remercier encore M. Charpentier, professeur agrégé, pour l'obligeante bienveillance avec laquelle il m'a indiqué les ouvrages qui pouvaient me fournir des renseignements.

CHAPITRE I.

PRONOSTIC DE L'ACCOUCHEMENT PAR LE SIÉGE.

L'accouchement par le siége est peut-être de toutes les questions d'obstétrique celle qui a le plus divisé les médecins anciens et les accoucheurs du siècle dernier. Ainsi, Hippocrate considère l'accouchement par les pieds comme le plus ordinairement « funeste à la mère ou à l'enfant, et quelquefois à tous les deux » (De morbis mulierum, liber I). Il veut qu'on retourne le fœtus, lorsque celui-ci présente cette partie.

Aristote, dans son *Histoire des animaux*, émet un avis semblable.

Pline prétend qu'on appelle Agrippa les enfants qui naissent par l'extrémité pelvienne : « ut ægre partos », dit-il. Galien partage cette opinion. Mais Celse (et après lui plusieurs autres) recommande la version podalique « lorsque l'enfant est mal placé » (De re medica). Malgré l'autorité de ce dernier, la présentation de l'extrémité pelvienne n'en continua pas moins à être considérée comme très-fâcheuse pendant les premiers siècles de notre ère et même pendant tout le moyen âge. Toutefois Ambroise Paré et quelques autres considèrent cet accouchement comme moins dangereux qu'on ne l'avait pensé jusque-là, et vont même jusqu'à conseiller de provoquer cette présentation dans certains cas.

Guillemeau, l'élève d'Ambroise Paré, fut le premier qui préconisa la version pelvienne et qui la fit généralement admettre.

Néanmoins, en 1664, Mauriceau (*Des maladies des femmes grosses*, liv. II, chap. XIV) dit que « plusieurs auteurs voulaient encore que, lorsque l'enfant présente les pieds, on le retourne pour le faire venir la tête la première. » Plus loin il ajoute cependant « qu'il vaut mieux tirer l'enfant par les pieds quand il s'y présente que de le mettre au hazard de pire chose en le retournant. »

Les accoucheurs du siècle dernier ont partagé ces divergences : ainsi, tandis que pour Smellie, Baudelocque, Solayrès, etc., l'accouchement est contre nature lorsqu'il se fait par l'extrémité pelvienne, pour Astruc, « l'accouchement par les pieds est moins douloureux, plus court, plus facile et aussi sûr que celui qui se fait par la tête, et mérite, par conséquent, de tenir au moins le second rang entre les accouchements naturels » (*L'art d'accoucher réduit à ses principes*. Paris, 1771, p. 76).

Nous ne suivrons pas les divers auteurs qui ont parlé de l'accouchement par le pelvis dans toutes leurs divergences. Nous nous contenterons de signaler l'opinion de Jacquemier sur cette question. Le savant accoucheur dit (*Traité d'obstétrique*. Paris, 1846, V. I, p. 611) que cette présentation « est infiniment moins désirable que celle de l'extrémité céphalique », non au point de vue de la mère, mais au point de vue de l'enfant : « C'est surtout pour le fœtus, ajoute-t-il, que ce genre d'accouchement est dangereux, et les faits en donnent une triste confirmation. On voit dans les tableaux statistiques de Mme Lachapelle que les 804 présentations de l'extrémité pelvienne ont amené 102 enfants faibles, 115 enfants morts, 581 bien portants. La proportion des morts est aux naissances comme 1 à 7. Mais, comme les causes de mort n'ont pas été séparées, ce rapport exagère, d'une manière très-sensible, les dangers de la parturition par l'extrémité pelvienne. M. P. Dubois, en faisant cette distinction, a trouvé que le rapport des morts aux naissances, dans la présentation du pelvis, était de 1 à 11, tandis qu'elle n'était que de 1 à 50 dans celle du vertex. »

Nous devons ajouter qu'un grand nombre de ces cas de mort, relevés dans les tableaux de Mme Lachapelle, étaient dus soit à l'asphyxie par compression du cordon, soit à l'asphyxie par respiration prématurée, le placenta étant décollé. Car l'accouchement par l'extrémité pelvienne est, comme le dit Jacquemier, « un accouchement avec procidence du cordon pendant une grande partie de sa durée, et souvent avec décollement du placenta avant sa terminaison complète. »

L'asphyxie, étant plus souvent un accident qu'une lésion, ou du moins les causes qui la produisent le plus fréquemment pouvant être considérées comme des lésions des annexes du fœtus plutôt que du fœtus lui-même, elle n'entre pas dans notre cadre.

En résumé, la présentation du siége est beaucoup moins favorable que la présentation du sommet. Nous essaierons d'en donner les raisons à la fin de ce chapitre, en établissant un parallèle entre ces deux présentations.

Le pronostic de la version pelvienne est encore plus chargé que celui des présentations spontanées. Certaines lésions sont beaucoup plus fréquentes dans la version, et cette fréquence s'explique par la nécessité d'agir, nécessité qui s'impose à l'accoucheur dans cette dernière. La version, en effet, est toujours une opération d'urgence, nécessitant quelquefois une certaine rapidité et une certaine énergie. Il n'en est pas de même dans le plus grand nombre des accouchements spontanés par le siége, qui se font naturellement et sans intervention.

Nous aurons en vue, dans cette étude, les accouchements non naturels, spontanés ou artificiels, par l'extrémité pelvienne, et les accidents ou plutôt les lésions auxquelles ils peuvent donner lieu, soit que celles-ci aient été occasionnées par des obstacles venant du côté de la mère ou du côté de l'enfant, soit que les manœuvres intempestives ou imprudentes de l'accoucheur soient venues changer un accouchement *contre nature* en accouchement qui se présentait primitivement comme *naturel.*

Genres. Variété. — Les anciens accoucheurs admettaient un grand nombre de genres et avaient créé des classifications très-compliquées. Aujourd'hui, les auteurs ont simplifié cette question, et on n'admet plus, avec M. Pajot, que deux genres : la présentation de l'extrémité pelvienne complète, et la présentation de l'extrémité pelvienne décomplétée, reconnaissant les variétés des fesses, des genoux et des pieds, avec les positions sacro-iliaque gauche antérieure, transversale et postérieure, et sacro-iliaque droite antérieure, transversale et postérieure.

La plupart des accoucheurs modernes, et entre autres Jacquemier, Stoltz, Pajot, veulent que dans les accouchements naturels le mécanisme soit le même, que la présentation soit complète ou qu'elle soit décomplétée.

Jacquemier (*loc. cit.*, V. I, p. 503) paraît reconnaître des avantages à la présentation des fesses sur celle des pieds. « Ajoutons, dit-il plus loin, que la flexion des membres sur le plan antérieur garantit plus ou moins le cordon contre la compression pendant l'expulsion du tronc. Lorsqu'on exerce des tractions sur les extrémités, on exagère encore les inconvénients de l'accouchement par les pieds, en forçant le tronc à traverser des parties incomplétement dilatées, et en déterminant le redressement des bras ou de la tête, qui rend l'extraction toujours plus longue et compromet les avantages qu'on pourrait supposer *à priori* » (*loc. cit.*, p. 613).

On doit reconnaître, en effet, que l'accouchement dans lequel les pieds ou les genoux se présentent les premiers est moins favorable encore que celui qui se fait par le pelvis, car ces parties sont moins aptes à déterminer une dilatation suffisante et régulière; leur présence favorise, en outre, l'écoulement du liquide amniotique, la rétraction des parois de l'utérus et la compression du cordon, qui cesse d'être protégé comme dans la présentation complète. Schrœder émet une opinion tout opposée.

Mécanisme de l'accouchement dans les présentations de l'extrémité pelvienne. — De même que pour les présentations du sommet, on décrit ordinairement cinq temps pour les présentations du siége ; MM. Cazeaux et Depaul en décrivent six. Avec M. Pajot, nous ne ferons du mouvement de rotation interne de la tête et du dégagement qu'un seul temps, ces deux mouvements étant en quelque sorte subordonnés l'un à l'autre.

Ces cinq temps sont les suivants :

1° Le temps d'amoindrissement des parties ou pelotonnement du siége ;

2° L'engagement ;

3° La rotation interne du tronc ;

4° Le dégagement du tronc ;

5° La rotation interne de la tête et le dégagement. Ce dernier prend le nom d'extraction, lorsque l'expulsion de la tête, au lieu d'être spontanée, nécessite des manœuvres, comme dans la version.

Nous allons les passer rapidement en revue. Les deux premiers temps n'ayant que peu d'importance au point de vue qui nous occupe, nous n'en dirons que quelques mots.

Premier temps ou *pelotonnement.* — Le fœtus se ramasse sur lui-même, et les diverses parties qui constituent l'ovoïde fœtal, comprimées, subissent un amoindrissement destiné à préparer et à favoriser son engagement. Cet amoindrissement s'accentue encore après la rupture de la poche des eaux, qui vient quelquefois, en ce moment, déterminer la déflexion des membres.

Deuxième temps. Engagement. — Les membranes sont rompues ou elles sont encore intactes : si elles sont intactes, la tête peut séjourner longtemps au-dessus du détroit supérieur ; si les membranes sont rompues, le siége parcourt assez rapidement l'excavation et vient s'engager.

Troisième temps. Rotation interne du tronc. — Les eaux se sont écoulées souvent en grande partie, l'utérus

cessé de la comprimer et de maintenir la flexion, soit que des tractions inopportunes aient été exercées : ces manœuvres auront créé la nécessité d'aller accrocher le maxillaire, et il peut se faire que celui-ci soit luxé, fracturé, etc.

Ou bien, dans une position sacro-postérieure, le mouvement qui ramène en avant le plan postérieur du fœtus ne se fait pas, ou bien encore la rotation du tronc a été effectuée artificiellement sans que l'occiput ait abandonné la concavité du sacrum. Si, dans ces conditions, le dégagement a lieu, il se fera selon les diamètres trachélo-occipital, bregmatique et frontal. Mais ce mouvement est exceptionnel ; dans le plus grand nombre des cas, il faut faire basculer la tête, ce qui présente des difficultés telles, qu'on s'est vu parfois obligé d'appliquer le forceps pour amener le dégagement ou de recourir à la crâniotomie.

Enfin, la tête peut avoir été retenue au-dessus du détroit supérieur, le maxillaire inférieur s'est accroché à la symphyse. C'est dans des cas semblables que des tractions trop violentes, surtout avec secousses, ont pu amener non-seulement la luxation du maxillaire et celle des vertèbres cervicales, mais encore la décapitation.

Tout ce que nous venons d'exposer pouvant s'appliquer en grande partie à la version, nous ne la décrirons pas ; mais nous aurons encore quelques détails à donner sur cette opération lorsque nous étudierons le mécanisme d'après lequel les lésions se produisent chez le fœtus pendant les manœuvres qui la constituent.

Nous croyons utile, toutefois, de rappeler brièvement

manœuvres, s'il y a lieu ; car souvent, en ce moment, il devient nécessaire de précipiter l'extraction, si l'on ne veut pas que le fœtus soit exposé à périr.

les conditions nécessaires pour que la version soit possible :

1° *Il faut que le col soit dilaté ou dilatable.* Le col doit être au moins du diamètre d'une pièce de 5 francs. Si cette condition n'est pas remplie, les dangers que courra le fœtus seront : A. la rétraction de l'orifice sur le cou de l'enfant, après le passage des épaules ; B. compression du cordon ; C redressement des bras, déflexion de la tête et toutes les lésions que ces accidents entraînent à leur suite, etc., etc.

2° Il faut que la partie qui se présente ne soit pas trop engagée, afin que le refoulement soit facile; sans cette condition, c'est la mère surtout qui court des dangers.

3° Il faut autant que possible que la poche des eaux soit intacte, ou, du moins, qu'il reste dans l'utérus assez de liquide pour permettre l'introduction de la main et l'évolution du fœtus. Si les eaux se sont écoulées trop complétement, la rétraction de l'utérus va rendre la version difficile ou impossible, causer des lésions sur le tronc et les membres du fœtus, ou pis encore.

4° Enfin, il faut que la disproportion entre le bassin de la mère et le volume du fœtus ne soit pas trop considérable. Car la tête se défléchira avec d'autant plus de facilité que le rétrécissement sera plus marqué. C'est pour éviter ce danger que l'on a conseillé d'employer le forceps lorsque le bassin a moins de 9 centimètres. Mme Lachapelle, Simpson et Cazeaux, préfèrent la version dans ce dernier cas.

Parallèle entre l'accouchement qui se fait par le sommet et l'accouchement qui se fait par le siége.

1° Quand l'enfant se présente par le sommet, les eaux de l'amnios sont retenues dans la matrice parce que la tête en ferme plus hermétiquement l'orifice, et les membranes ne sont pas exposées à se rompre prématurément comme dans les présentations pelviennes. Dès lors, la matrice n'est pas exposée à la rétractiou et à tous les dangers que celle-ci entraîne après elle. De plus, la poche étant rompue, les eaux s'écoulent peu à peu, lubrifient les parties molles qui tapissent la filière pelvienne et facilitent la sortie de l'enfant. Dans les présentations du siége, le rupture plus hâtive des membranes et l'écoulement presque complet des eaux, surtout lorsque les membres pelviens se sont étendus, exposent le fœtus à de nombreux accidents et l'accoucheur à de nombreux mécomptes.

2° Dans les présentations du sommet, l'engagement se fait toujours d'une manière plus régulière, car le fond de l'utérus presse sur une masse rendue encore plus ferme et plus résistante par l'intégrité de la poche des eaux, et la sphère que forme la tête, ne cédant pas ou cédant peu, favorise encore la dilatation, qui devient complète au bout de peu de temps, grâce aux coups de bélier qui se répètent à chaque douleur. Quand la région pelvienne se présente, au contraire, outre que la poche des eaux se rompt de bonne heure, le siége n'offrant pas la même résistance, l'engagement se fait mollement, et la dilatation est plus tardive, car les bords de l'orifice se laissent difficilement distendre par une région mollasse, et qui cède elle-même sous l'effort. Lorsque les genoux ou les pieds se présentent à l'orifice, la dilatation a encore plus de peine à se produire. C'est là une des causes de la longue durée du travail dans cette présentation, et cette durée même devient un grand danger, surtout lorsque le fœtus souffre et qu'une intervention, qui n'est pas toujours inoffensive, devient nécessaire.

3° Dans les présentations du sommet, lorsque la tête est passée, elle a distendu et dilaté largement les parties de la mère; de plus, la matrice a conservé une assez grande quantité de liquide amniotique pour que cet organe puisse exercer encore sa puissance sur une partie restée assez volumineuse. Grâce à ces circonstances, l'utérus se contracte avec énergie jusqu'à la fin du travail, et, en admettant que ses contractions se soient un peu affaiblies, elles auront encore assez de force pour chasser devant elles les parties moins volumineuses qu'il lui reste à expulser. Ajoutons, en outre, que lorsque la tête est passée, les contractions peuvent se ralentir sans danger pour le fœtus, celui ci n'étant pas exposé aux accidents (rétraction du col sur le cou, compression du cordon, asphyxie, décollement du placenta, respiration prématurée, redressement des bras, déflexion de la tête) qui sont à redouter dans les présentations pelviennes. Dans celles-ci, au contraire, la dilatation se fait lentement et quelquefois d'une manière incomplète; les épaules et la tête sont obligées de dilater le passage à leur tour, ce qui peut les retenir pendant un temps plus que suffisant pour compromettre la vie du fœtus. Le col peut se rétracter sur le cou de l'enfant, les membres supérieurs sont exposés à se relever (d'où la possibilité de luxations, de fractures et de paralysies, etc., pendant le dégagement de ces parties), la tête peut se défléchir; et tandis qu'on exécute des manœuvres qui peuvent par elles-mêmes déterminer des lésions (lésions du maxillaire, des ligaments, des vertèbres, etc.), le fœtus souffre et son existence est en péril.

M. P. Dubois, et après lui M. Depaul, ont comparé l'accouchement par le siége à trois accouchements successifs : 1° accouchement du siége ; 2° accouchement des épaules; 3° accouchement de la tête.

Les parties qui s'engagent les premières sont donc, contrairement à ce qui a lieu pour les présentations du sommet, les plus petites. Il est facile de comprendre qu'à chaque nouvel accouchement il y aura insuffisance de dilatation de l'orifice : d'où la résistance que celui-ci opposera au passage de chaque partie ; de là aussi les difficultés du travail et sa durée plus longue. Et si dans un bassin normal les choses se passent ainsi, il est facile de prévoir les nouvelles et nombreuses difficultés qui surgiront dans un cas de rétrécissement des voies génitales, que ce rétrécissement soit dû à une déformation quelconque des os du bassin ou à la présence d'une tumeur, etc., ou bien encore lorsque, le volume des parties fœtales étant normal, celles-ci se trouveront hors de proportion avec les parties de la mère.

Les lésions qui peuvent se produire dans les circonstances que je viens de retracer sont nombreuses et variées : aussi rien ne serait plus facile que de tomber dans une description confuse, si, désireux de créer à son tour une classification, on ne s'en tenait pas à un ordre suivi par d'autres, et dont on a pu constater les avantages.

J'emprunterai, pour ma part, à M. le professeur Pajot, la division qu'il a adoptée lui-même dans sa thèse d'agrégation, car elle me paraît être celle qui se prête le mieux à l'exposition de mon sujet.

Je passerai donc en revue :

1° Les lésions du crâne et de la face ;

2° Les lésions de la région cervicale ;

3° Les lésions du tronc ;

4° Les lésions des membres.

CHAPITRE II.

1° LÉSIONS DU CRANE ET DE LA FACE.

A. *Lésions du crâne.* — Les lésions que l'on rencontre sur le crâne du fœtus, à la suite de l'accouchement par le siége, sont dues à deux ordres de causes : 1° la compression du crâne fœtal par la saillie de l'angle sacro-vertébral dans les bassins rétrécis, ou par tout autre point proéminent du pourtour des détroits, lorsqu'on exerce des tractions trop énergiques pour solliciter le dégagement ; 2° la compression du crâne fœtal due à des contractions de l'utérus, lorsque la nature, s'écartant de ses voies ordinaires, élève la force utéro-abdominale jusqu'à lui donner un caractère de violence très-dangereux pour la mère et pour l'enfant.

Quelques-unes de ces lésions ne présentent qu'une gravité insignifiante ; d'autres, au contraire, peuvent compromettre la vie de l'enfant ou entraîner une mort certaine.

Les lésions dont le pronostic est généralement bénin sont les suivantes :

Les *contusions*, les *ecchymoses*, les *épanchements sanguins dans le tissu cellulaire*, l'*état parcheminé des téguments*.

Un certain nombre, tout en n'étant pas fatalement mortelles, ont un pronostic assez grave, comme le *céphalématome*, l'*aplatissement des os* (*dépressions* et *enfoncements*), la *compression du cerveau*, la *rupture des sutures et leurs conséquences*, les *fissures osseuses*.

Enfin, quelques-unes sont plus souvent funestes : ce sont les *fractures*, qui présentent certaines variétés que nous étudierons, et le *décollement des épiphyses de l'occipital*.

I. *Contusions*, *ecchymoses*, *épanchements sanguins*

dans le tissu cellulaire, état parcheminé des téguments. — Ces altérations n'offrent pas un très-grand intérêt, car elles n'ont aucune gravité, et le plus souvent elles passent inaperçues. On ne les constate parfois qu'à l'autopsie, lorsque l'enfant vient à succomber à d'autres lésions. Il est évident qu'un examen attentif après la naissance pourrait, à lui seul, les faire reconnaître plus fréquemment; toutefois les phénomènes subjectifs sont nuls, et les phénomènes objectifs n'attirent que rarement l'attention du médecin. Ce sont des infiltrations légères ou des stries rougeâtres; à un degré plus avancé, il y a des sugillations bleuâtres qui rarement arrivent jusqu'à la mortification de la peau. Dans ce cas, « on trouve une place noire, circonscrite, entourée d'une auréole inflammatoire. L'eschare se détache au bout de quelques jours à une profondeur variable, souvent jusqu'aux os, et la perte de substance guérit par suppuration » (Schrœder, *loc. cit.*, p. 504). Le frontal, les pariétaux et l'occipital sont le siége le plus habituel de ces meurtrissures. Celles-ci se produisent par suite d'une compression exercée sur la tête pendant son passage à travers le canal pelvien rétréci. Les contractions brusques de l'utérus peuvent les provoquer.

« S'il n'y a, dit Schrœder, qu'un seul point où la pression ait laissé trace, il correspond presque toujours au promontoire. S'il y en a deux, ils correspondent au promontoire et à la symphyse » (Schrœder, *loc. cit.*, p. 504).

Le mécanisme qui peut donner naissance à ces lésions est variable : dans les positions sacro-antérieures, au moment où la tête s'engage, elle peut être arrêtée par la saillie de l'angle sacro-vertébral; et si, en ce moment, ou alors qu'elle est restée quelque temps dans cette position, des tractions sont exercées dans le but d'amener le dégagement de cette partie, celle-ci peut franchir péniblement le rétrécissement, et il en résulte une compression qui peut aller jusqu'à produire la déchirure des vaisseaux de la région et une extravasation sanguine dans le tissu cellulaire sous-cutané; ou bien l'utérus se contractera avec violence et forcera la tête à cheminer dans le canal pelvien en froissant l'angle sacro-vertébral ou l'arcade pubienne, quelquefois l'un et l'autre, et la meurtrissure se produira d'une manière spontanée. Dans ces deux cas, le frontal sera le plus souvent le siége des lésions.

Enfin, il se peut que, dans les positions sacro-postérieures, la tête n'ait pas suivi le mouvement imprimé au tronc, et que le dégagement se fasse naturellement (ce qui est rare) ou artificiellement. Les lésions seront très-difficiles à éviter dans cette circonstance. L'angle sacro-vertébral sera encore l'agent de la compression, et les lésions siégeront cette fois de préférence sur l'occipital ou sur les pariétaux, dans le voisinage de la suture lambdoïde.

Ces lésions se rencontrent dans les présentations spontanées du siége à la suite du dégagement, et dans la version à la suite de l'extraction. Il nous est impossible de dire dans quel cas ces accidents sont le plus fréquents.

M. Pajot signale encore une trace parcheminée des téguments ayant son siége sur l'une ou l'autre des deux bosses pariétales, et provenant du contact de cette partie avec l'angle sacro-vertébral pendant un accouchement très-laborieux ou une extraction difficile (Pajot, Thèse de concours). Cet état parcheminé est certainement dû à la compression et me paraît devoir être rapproché de la trace parcheminée que l'on remarque chez l'adulte dans les cas de pendaison, trace qui est le résultat de la compression exercée sur les téguments par l'agent constricteur. Cet état ne présente chez l'enfant aucune gravité.

L'expectation, ou, si l'on veut instituer une médication,

les compresses résolutives, suffiront, dans la plupart des cas, pour amener une guérison prompte et facile.

II. *Céphalématome. — Aplatissement des os. — Dépressions et enfoncements. — Rupture des sutures. — Fissures osseuses.* — Le *céphalématome*, que l'on a vu se produire dans les accouchements par le siége, reconnaîtrait pour cause, dans ce cas, la compression de la tête contre un point saillant du pourtour des détroits, et, le plus souvent, l'angle sacro-vertébral. Cette tumeur a été étudiée par M. Pajot, qui a traité avec un rare talent cette question si controversée. Nous ne saurions mieux faire que de renvoyer, pour l'étude de cette lésion, à la thèse de l'éminent professeur.

Quant aux autres altérations, elles ne sont que des degrés divers d'un même état pathologique, survenant sous l'influence de causes identiques. La compression continue à en être la cause ordinaire, et cette compression se produira avec plus ou moins d'intensité, amenant des désordres plus ou moins considérables. La force naturelle (contractions utérines) ou la force artificielle (tractions) en seront les *causes actives*; le promontoire et l'arcade pubienne en seront les *agents passifs*.

Aplatissement des os. — Dépressions et enfoncements. — La dépression et l'aplatissement des os paraissent résulter principalement de la pression lente de la tête sur un point saillant du bassin vicié : « La dépression est presque constamment le résultat de l'action utérine, et plus rarement celui des manœuvres; mais ces enfoncements du crâne survenant presque exclusivement chez les enfants obligés de traverser un bassin trop étroit, il faut très-communément intervenir par le forceps ou par des tractions sur les membres, selon la présentation. Quant au mécanisme de la lésion, il est simple; le raisonnement explique le fait : dans un bassin rétréci, et même dans un bassin normal, la tête étant volumineuse, si les contractions sont énergiques et se continuent plusieurs heures ou plusieurs jours, on conçoit que le crâne appuyé sur l'angle sacro-vertébral (c'est l'obstacle le plus commun, mais non absolument le seul), on conçoit, dis-je, que la partie en contact avec l'obstacle se moule peu à peu sur lui, comme la tête se moulera elle-même dans son ensemble sur la forme du canal; bientôt un commencement de dépression s'effectuera, et la lésion ira en augmentant à chaque contraction, jusqu'à ce que l'étendue du crâne dans ce point ait acquis les dimensions nécessaires pour que la descente devienne possible » (Pajot, *loc. cit.*, p. 55).

J'ai vu survenir une dépression profonde du pariétal gauche chez un enfant qui avait été obligé de traverser un bassin de sept centimètres et demi sans déduction. Le travail avait duré vingt et une heures et demie. L'enfant pesait 2770 grammes. (Voy. l'observation XIX.)

Ces dépressions osseuses, ces enfoncements se compliquent-ils nécessairement de fractures? Les uns, Danyau entre autres, admettent cette opinion. Mme Lachapelle paraît avoir rarement rencontré des dépressions sans solutions de continuité des os. Schrœder prétend que la périphérie de l'os, dans les enfoncements en forme de cuiller dont nous allons parler, présente ordinairement près des sutures une ou plusieurs *fissures*. Quant à M. Pajot, il combat les idées de Danyau à ce sujet, et paraît convaincu que « des faits avec autopsie démontreront un jour sans réplique que les os du crâne, chez le fœtus, peuvent être déprimés assez fortement sans être nécessairement fracturés » (Pajot, *loc. cit.*, p. 70).

Schrœder décrit des *inflexions des os du crâne en*

forme de gouttières, pouvant aller jusqu'à prendre la forme d'un enfoncement dans lequel on peut introduire le doigt. MM. Stoltz et Pajot en ont observé dans lesquels on aurait pu cacher le bout du pouce.

Outre ces altérations, Schrœder décrit encore ce qu'il appelle des empreintes en forme de cuiller, qui seraient très-dangereuses au point de vue de l'enfant; elles siégeraient sur le frontal et le pariétal et s'accompagneraient d'un céphalématome reposant dans la fossette même, au point de l'enfoncement. « L'angle de l'os, qui se trouve vers la grande fontanelle, est, en outre, fortement soulevé par en haut, et la périphérie de l'os présente ordinairement près des sutures une ou plusieurs fissures.... Sur le pariétal, ces dépressions se produisent quelquefois par l'action seule des contractions; beaucoup plus souvent lorsqu'on emploie le forceps ou qu'on fait de fortes tractions sur la tête restée la dernière; mais elles se produisent surtout facilement lorsque cette tête est solide ou irréductible. Le pronostic de cette dépression est très-sérieux, quoiqu'il ne soit pas absolument funeste » (Schrœder, *loc. cit.*, p. 505).

On comprendra facilement que, lorsqu'on pratique la version ou l'extraction chez une femme dont l e bassin est rétréci, ces dépressions puissent se produire. Elles seront, d'ordinaire, d'autant plus profondes, que le rétrécissement sera plus considérable, ou plutôt que le volume de la tête sera en plus grande disproportion avec les diamètres du bassin. L'observation suivante, qui appartient à Mme Lachapelle et que M. Pajot a reproduite, vient à l'appui de nos assertions.

Obs. I. (Mme Lachapelle. — 11e mémoire, p. 480.)— **Dépression profonde du frontal gauche à la suite de la version. — Bassin vicié.**

Joséphine Moos, 22 ans, faible, petite, difforme, primipare à terme; membranes rompues le 22 octobre 1815, orifice encore étroit, tête haute; bassin de 2 pouces 9 lignes (7 centimètres et demi environ). Nul changement jusqu'au 23; alors, douleurs plus fortes, dilatation complète le soir; peau du crâne très-tuméfiée, mouvements de l'enfant; forceps introduit avec peine, articulation des branches impossible; elles glissent toutes deux en arrière et sur les côtés de l'angle sacro-vertébral (détroit réniforme). Une anse du cordon glisse derrière la tête; la version est alors décidée et exécutée de la main gauche, malgré la constriction de l'utérus. Les deux pieds, amenés à la fois dans le vagin, furent extraits successivement à cause de l'étroitesse de la vulve; évolution facile. Tête extraite avec peine et à la suite d'une secousse brusque dans laquelle s'opéra une dépression profonde au frontal gauche; fille volumineuse, faible et non viable.

Nous devons faire remarquer qu'ici le bassin est considérablement rétréci, que les difficultés et les dangers sont encore augmentés par l'étroitesse de la vulve et la constriction de l'utérus.

Le pronostic devra varier selon la profondeur de la dépression, et aussi selon que celle-ci sera simple ou compliquée de fracture. Pour Paul Dubois, Stoltz et Pajot, qui n'admettent cette complication que dans des cas très-rares, cette lésion est bénigne. Stoltz, toutefois, au dire de M. Pajot, a vu quelquefois des accidents apoplectiformes résulter de la compression cérébrale, inévitable au niveau de la dépression. Le plus souvent, selon M. Pajot, « la dépression diminue peu à peu, les os finissent par se relever et la lésion ne laisse aucune trace. Peut-être cependant n'en est-il pas toujours ainsi. Platner rapporte qu'un individu présentait une dépression du crâne qui fut prise pour une fracture. M. Velpeau a vu un fait semblable » (Pajot).

Pour Schrœder, « cette dépression peut quelquefois disparaître progressivement, mais il reste le plus souvent sur le frontal une marque très-visible qui indique le danger que les enfants ont couru pendant l'accouchement. »

Le traitement de ces déformations est inutile. Il faut laisser agir la nature. Quant au traitement prophylactique, nous croyons qu'il serait utile, lorsqu'on se trouve en présence d'un rétrécissement du bassin, de provoquer l'accouchement prématuré artificiel, comme le conseille M. le professeur Depaul. Peut-être aurait-on plus de chances de voir cheminer avec une facilité plus grande, à travers le canal pelvien, la tête fœtale encore incomplétement développée. Peut-être aurait-on diminué par ce moyen les dangers de l'extraction.

Nous signalerons, en passant, la rupture des sutures, que M. Pajot ne fait que mentionner, à cause de la rareté des observations. Carl Ruge (trad. de M. Charpentier, *Bulletin de thérapeutique*, n° du 30 juillet 1875) dit « que les ruptures dans la suture, entre l'os pariétal et l'écaille du temporal, sont rares, si l'on n'y fait pas rentrer les lésions produites par les instruments. Nous n'en avons observé *qu'un seul cas;* il s'agissait d'une femme accouchant pour la quatrième fois (conjugué ext., 17, 15; conjugué diagonal, 10, 5), qui avait toujours eu des accouchements difficiles (forceps, céphalotribe). La tête était restée la dernière. Il y avait une insertion vicieuse du placenta. »

Schrœder (*loc. cit.*, p. 506) cite, parmi les lésions habituelles du crâne fœtal, lorsque la tête vient la dernière, la disjonction du pariétal et du temporal dans la suture écailleuse. « On trouve les deux os séparés l'un de l'autre, rarement assez pour que le pariétal se trouve en dehors au-dessus du temporal ; ordinairement cela se borne à ce que les deux os se trouvent de niveau; mais entre les deux il existe un grand trou rempli par la dure-mère. La déchirure du sinus et l'hémorrhagie qui en résulte rendent cette lésion très-souvent mortelle, puisque l'hémorrhagie se fait au voisinage de la base du crâne. »

III. *Décollement des épiphyses de l'occipital. Fractures des os du crâne.* — Jacquemier (Traité d'obstétrique, t. II, p. 772) dit que, quoique ces lésions ne s'observent guère que sur des enfants qui se sont présentés par le crâne, il a pu voir « une fois l'occipital fracturé au-dessus de sa protubérance; une autre fois la déchirure de la ligne fibro-cartilagineuse qui unit la partie large de l'os aux masses condyliennes chez des enfants amenés au dehors par l'extrémité pelvienne; mais dans ce cas, des tractions avaient été exercées pour dégager la tête. » Et d'autre part, nous trouvons dans l'article de Carl Ruge, à propos de cette lésion, la phrase suivante : « Schrœder est le seul qui l'ait signalée récemment, et, malgré son importance au point de vue de la vie de l'enfant, cette lésion n'est pas notée dans les livres classiques comme une des suites immédiates de l'extraction » (*Bullet. thérap.* du juillet 1875, trad. de M. Charpentier). Comme nous avons pu nous en convaincre plusieurs fois, l'auteur allemand n'aime pas les citations françaises.

Schrœder décrit, en effet, une lésion grave qui consiste dans la séparation des épiphyses de l'occipital et qui se produit le plus souvent lorsque la tête vient la dernière, sous l'influence de la compression latérale de l'écaille de l'occipital.

Carl Ruge décrit aussi un décollement des épiphyses du même os. Il admet trois degrés dans cette lésion.

Premier degré. — La lésion est légère; le décollement peut se borner à une séparation unilatérale, sans déplacement, qui ne dépasse pas la ligne médiane, et qui détermine un épanchement sanguin insignifiant,

Deuxième degré. — L'écaille de l'occipital est poussée au-dessus de la portion cartilagineuse de l'articulation, en dedans et en bas, Il en résulte un épanchement sanguin et une compression de la moelle qui met la vie de l'enfant en péril.

Troisième degré. — Attrition complète de la moelle.

Ces lésions ont été observées par Carl Ruge 8 fois sur 64 accouchements spontanés ou artificiels par l'extrémité pelvienne [1].

Des fractures. — Dans le paragraphe II, nous avons parlé des dépressions et des enfoncements qui peuvent exister sans fracture sur le crâne fœtal ; nous allons maintenant nous occuper des fractures avec enfoncement et des fractures sans enfoncement.

Carl Ruge ne dit pas grand'chose de ces lésions. Il se borne à signaler des fissures des os du crâne et des fractures qui, lorsqu'elles siégent sur l'occipital, « peuvent s'accompagner de déchirures du sinus transversal, » Nous trouvons néanmoins, dans les tableaux de la fin, que sur 44 versions le pariétal a été fracturé 1 fois (bassin très-rétréci) ; dans un autre cas (bassin rétréci), cet os a été le siége d'une fissure avec dépression ; l'occipital a été fracturé une fois avec rupture du sinus longitudinal (bassin rétréci). Sur 29 présentations de l'extrémité pelvienne, nous trouvons 1 fracture du frontal (bassin normal) et 1 fracture de la portion écailleuse de l'occipital (bassin rétréci).

1. On trouvera dans notre Observation II, empruntée à Danyau par M. Pajot, et que nous reproduisons, un exemple fort remarquable des lésions diverses que nous venons de signaler. Nous la donnons sans commentaires, les détails très-complets de l'autopsie pouvant facilement en tenir lieu.

Les 4 cas de fractures que nous rapportons plus loin se sont produits pendant la version. Il nous a été impossible de nous en procurer un plus grand nombre, ces accidents étant assez rares, et d'ailleurs le plus souvent tenus cachés par le médecin entre les mains duquel ils se sont produits. Il nous est donc impossible d'établir, d'après le nombre restreint de ces observations, si ces lésions se produisent plus souvent dans les présentations spontanées du siége ou dans la version. Pour arriver à un résultat certain, incontestable, il faudrait pouvoir établir une statistique portant sur un grand nombre de cas. Nous croyons cependant, *à priori*, que la version donne un plus grand nombre d'accidents de ce genre que les présentations spontanées; et la raison que l'on peut en donner, c'est que, dans la seconde, l'intervention est toujours indispensable, tandis que dans la première elle peut être souvent évitée. Dans la version, deux ordres de causes peuvent favoriser la production des lésions : les contractions utérines et les tractions exagérées; dans les présentations pelviennes, au contraire, si l'accoucheur n'intervient pas, les contractions seules peuvent être la cause active des accidents. Dans ces dernières, les chances de lésions se trouvent donc diminuées. Quant à la cause passive, nous retrouvons constamment l'*angle sacro-vertébral*. Dans tous les cas, le bassin est rétréci, excepté dans un cas de Carl Ruge. M. Pajot, qui s'occupe des fractures survenant tant dans les applications du forceps que dans la version, dit que dans les fractures compliquées d'enfoncement des os le forceps n'a presque jamais dû produire la lésion d'une manière directe. « Sur cent cas de dépression crânienne avec fracture, il y en aurait certainement plus de quatre-vingt-dix dont la cause serait la projection de l'angle sacro-vertébral » (*loc. cit.*, p. 77). Ainsi, même dans les présentations du sommet, et alors que le forceps est appliqué, l'angle sacro-vertébral joue le principal rôle dans la production des lésions.

Les fractures du crâne peuvent encore se produire dans les bassins normaux, surtout lorsque la tête est volumineuse ; lorsque, la tête étant normale, les contractions de l'utérus sont violentes ; lorsque enfin il y a un défaut d'ossification du crâne fœtal.

L'observation suivante, qui est de Danyau, et que nous avons trouvée dans la thèse de M. Pajot, présente un intérêt tout particulier au point de vue de la multiplicité des lésions et de leur variété. Les détails très-complets de l'autopsie nous tiendront lieu d'anatomie pathologique.

Obs. II. — Rétrécissement du bassin. — Version. — Fracture indirecte de la voûte orbitaire droite. — Dépression du pariétal droit. — Décollement du péricrâne et de la dure-mère. — Disjonction de la suture écailleuse, etc.

L'enfant, né dans un état de mort apparente, fut ranimé par l'emploi des moyens ordinaires, et particulièrement par l'insufflation. Une demi-heure après, il cria un peu, mais il succomba au bout de quelques heures. Au moment de la naissance, on avait remarqué un léger surbaissement des os du côté droit de la voûte. La partie antérieure et supérieure du pariétal surtout semblait avoir perdu de sa voussure. Tout le côté droit supérieur de la face était d'un rouge intense ; les paupières étaient boursouflées, violettes, rapprochées, et l'enfant ne put les écarter lorsqu'il commença à ouvrir celles du côté gauche.

L'enfant pesait 4 kilogrammes. Sa tête offrait les diamètres suivants :

Diamètre occipito-mentonnier.....	4 p.	10 lignes	(13 cent. 1/2).
— occipito-frontal.........	4 p.	5 lignes	(12 centimèt.).
— bipariétal...............	3 p.	6 lignes	(9 cent. 1/2).
— sous-occipito bregmatique.	4 p.	5 lignes	(12 centimèt.).

A l'autopsie, le pariétal droit était encore sensiblement aplati. Du sang épanché ou infiltré existait, tant à gauche qu'à droite, dans le tissu cellulaire filamenteux épicrânien. A droite, au niveau de la partie inférieure du pariétal, le péricrâne était décollé et du sang liquide était épanché au-dessous. Sa suture écailleuse était en partie désunie, et, dans ce point, du sang liquide paraissait venir de l'intérieur du crâne. La dure-mère était en effet décollée dans une étendue à peu près égale au décollement du péricrâne, et du sang liquide ou en partie coagulé se trouvait entre elle et la surface interne de l'os. Le cerveau et le cervelet étaient fortement congestionnés, mais il n'y avait nulle part d'épanchement sanguin. La substance cérébrale était intacte ; on remarquait seulement un peu d'infiltration séreuse sous-arachnoïdienne.

L'altération la plus notable, au moins la plus importante pour le sujet qui nous occupe, était une fracture à la voûte orbitaire droite. Cette fracture, qui commence en avant, presque au trou sous-orbitaire, se dirige de là obliquement en dedans vers la suture fronto-ethmoïdale, où elle se termine ; elle a 7 à 8 lignes (18 millim. environ) d'étendue. A 3 lignes de son extrémité antérieure existe une petite fracture transversale qui se dirige en dehors dans l'étendue de 2 lignes. Un peu en arrière de cette seconde fissure et parallèlement à elle, l'os offre une sorte de pli, une dépression transversale très-peu profonde, de 5 lignes environ de longueur. Il n'existe au niveau de cette fracture, soit au-dessus de la dure-mère, soit au-dessus du périoste de la voûte orbitaire, qu'une extrêmement petite quantité de sang. Le tissu cellulaire de l'orbite n'offre rien de particulier ; celui des paupières légèrement infiltré de sérosité rosée ; au niveau de la bosse frontale droite, une dépression très-petite, très-étroite, qui semble être le résultat d'une pression exercée sur un corps angulaire. Cette dépression n'intéresse que la partie superficielle du tissu osseux. Rien n'apparaît à la face interne de l'os. (Danyau.)

Les fractures du crâne peuvent se produire sans que la compression ait été très-considérable. « C'est que la résistance du crâne offre, chez les enfants nés sains et à terme, de grandes différences. Chez quelques-uns, les os, quoique normalement ossifiés, sont minces et flexibles ; une pression un peu forte avec les doigts y détermine une dépression avec craquement, comme sur un parchemin épais ; chez d'autres, l'ossification est retardée et n'a envahi qu'incomplétement l'élément cartilagineux qui domine par place ; une pression un peu forte et soutenue peut facilement déterminer une fracture avec enfoncement ; et sur les points où l'ossification est moins avancée, un enfoncement sans fracture » (Jacquemier, *loc. cit.*, vol. II, p. 773).

Le diagnostic de ces lésions est très-difficile ; le plus souvent il n'est possible qu'à l'autopsie. L'observation suivante, qui est de Mme Lachapelle, a été présentée par M. Pajot comme un cas de fracture. Mme Lachapelle, en parlant de cette lésion, la désigne une première fois sous le nom de dépression, et la seconde fois sous le nom de fracture, ce qui prouve que l'illustre sage-femme n'avait pas dans l'esprit un diagnostic bien précis. Les suites de l'accouchement furent tellement bénignes, que je ne puis me défendre de certains doutes sur l'existence d'une fracture dans ce cas.

Obs. III. — Bassin probablement rétréci? — Fracture du crâne dans la version.

M. J. T. Lec..., âgée de 32 ans, enceinte pour la deuxième fois et à terme, arriva à l'hôpital le 18 thermidor, à sept heures du soir, ressentant les premières douleurs puerpérales.

Cette femme avait fait plusieurs chutes pendant sa grossesse.

A son arrivée, l'orifice avait 8 lignes de diamètre; bords souples et minces. Les membranes paraissaient contenir beaucoup d'eau, et le fœtus, entièrement mobile, ne présentait que des membres dont le contact fugitif était insuffisant pour permettre de porter un diagnostic sûr.

Pendant la nuit, contractions très-faibles (bain tiède). Le matin, les douleurs augmentent et la dilatation s'achève ; les membranes bombent avec force. Dans un moment d'inertie, je touchai une main, puis la tête, puis un pied, puis absolument rien.

Même état à dix heures du soir. Je rompis alors les membranes : une énorme quantité d'eau s'échappa et le pied gauche se fit sentir ayant le talon à gauche.

Je le saisis dans le vagin, et, suivant les règles établies, je tirai sur lui seul, parce que les hanches étaient encore au détroit supérieur, et que ce membre était encore en avant ; l'autre se releva devant l'abdomen; le tronc sortit sans difficulté. Cependant le bras gauche se trouva serré entre le pubis et la tête : le dégagement en fut très-difficile ; il fallut, pour l'opérer, abaisser d'abord fortement l'épaule, puis, avec les doigts portés jusqu'à l'articulation huméro-cubitale, faire passer le membre vers la partie antérieure du fœtus. La tête, quoique dirigée transversalement, nous fit éprouver encore beaucoup de difficultés dans son extraction, soit que le bassin fût un peu vicié, soit que nos efforts ne fussent pas absolument dirigés suivant l'axe du détroit supérieur. Ce qu'il y a de certain, c'est qu'après la naissance du fœtus nous trouvâmes une dépression considérable du pariétal droit, lequel avait appuyé sur l'angle sacro-vertébral.

Cet enfant a présenté une particularité bien intéressante : c'est cette dépression du pariétal, occasionnée par la saillie sacro-vertébrale, qui se dissipa sans avoir produit aucun accident. Ce fait prouve que c'est moins la compression du crâne que le refoulement du sang dans les vaisseaux de la tête qui produit l'asphyxie apoplectique, les convulsions, etc. Ici le refoulement n'a pas été assez considérable pour produire un épanchement; la dépression a bien occasionné l'asphyxie, mais une asphyxie passagère. Quant au redressement de l'os déprimé, c'est un phénomène bien remarquable, sans doute, mais qui ne doit pas étonner. On sait quels effets surprenants peuvent produire des efforts lents et faibles, mais continuels; l'expansion et le soulèvement perpétuel de l'encéphale suffisent bien pour produire ce changement, auquel se prêtent d'ailleurs fort aisément les fibres osseuses, dont l'élasticité n'est pas toujours complétement détruite; car il est rare qu'il y ait, en pareil cas, fracture complète, c'est-à-dire avec fragments tout à fait séparés.

Pour Jacquemier, le pronostic des fractures de la voûte du crâne, lorsqu'il n'y a pas d'enfoncement profond, ne présente pas de gravité. Cet auteur ne considère pas non plus les fractures avec enfoncement profond comme une cause de mort irrévocable. « L'enfoncement, dit-il, se relève par degrés, et au bout de dix ou quinze jours il en reste à peine des vestiges. » Mais la fracture? Le savant accoucheur n'est-il pas un peu optimiste? J'ai aussi une certaine tendance à penser que l'observation qui précède et celle qui va suivre ne sont que de simples cas de déformations sans fractures.

Obs. IV. — Rétrécissement du bassin. — Fracture du pariétal gauche avec enfoncement à la suite de la version. — État de mort apparente, guérison rapide.

Dugès, dit Jacquemier, a vu deux fois des enfants vivre et se bien porter malgré ces déformations. « L'un de ces enfants, ramené par les pieds, à travers un bassin dont le grand diamètre était évalué à 3 pouces 1/4 (9 centimètres), ne put d'abord *être extrait à l'aide de tractions violentes sur la mâchoire inférieure et sur les épaules ;* mais à peine furent-elles suspendues que la tête sortit brusquement, chassée par les muscles abdominaux. Le pariétal gauche, *qui avait passé devant l'angle sacro-vertébral,* était enfoncé d'un demi-pouce de profondeur (15 millim.) et dans une largeur d'environ 2 pouces (5 centimètres 1/2). Deux ou trois cuillerées de sang furent retirées par le cordon, qui battait encore *avec assez de force, quoique l'enfant fût dans un état de mort apparente.* Il se ranima peu à peu et ne tarda pas à crier et à rendre son méconium. Une heure après la naissance, bâillements continus, froncement de lèvres et torsion de la bouche vers le côté gauche; raideur des mains, doigts étendus et écartés, le pouce seul fléchi, ainsi que la dernière phalange d'un des index ; raideur des bras et des jambes. Ces symptômes revenaient de dix en dix minutes. Deux sangsues sur la tempe et le pariétal gauche ont tiré beaucoup de sang, mais leurs piqûres ne saignent pas. Les convulsions ont continué le soir et la nuit, en s'affaiblissant de plus en plus.

Le lendemain l'enfant buvait, il tétait le surlendemain, et la dépression s'est presque effacée en quinze jours.

Si ce sont là des enfoncements avec fractures, on ne peut s'empêcher d'admirer le peu de gravité de ces lésions dans les deux cas. Pour moi, je crois que le diagnostic a pu être inexact et qu'on n'avait affaire ici qu'à une simple dépression.

Voici ce que dit M. Pajot à propos du traitement : « La thérapeutique de ces lésions est nulle jusqu'ici, puisque l'enfant vient mort dans le plus grand nombre des cas, et que, vînt-il vivant, on ne voit pas trop ce qu'il y aurait à faire autre chose que de combattre la congestion encéphalique par les moyens connus, et de s'en rapporter au temps pour amener la consolidation des os » (Pajot, *loc. cit.*, p. 70).

Traitement prophylactique. — Les lésions du crâne se produisant le plus souvent lorsqu'il existe une disproportion marquée entre le volume de la tête fœtale et le calibre de la filiaire pelvienne, il nous semble que l'on pourraît quelquefois, non toujours, tenter de prévenir ces difformations, et voici quelles sont les règles qui nous paraissent devoir guider l'accoucheur :

1° Lorsque le médecin est appelé à temps, lorsqu'il se trouve en présence d'un rétrécissement du bassin[1] reconnu et constaté, lorsque surtout des accouchements antérieurs auront nécessité une intervention, il serait utile, croyons-nous, de mettre en pratique le précepte de M. le professeur Depaul, qui conseille la diminution des aliments de la mère et l'usage des saignées pour obtenir un fœtus plus petit.

2° Dans les mêmes circonstances, ne devrait-on pas encore se conformer au conseil de l'éminent professeur, en provoquant l'accouchement avant terme, dans le même but?

3° Ne serait-il pas prudent d'éviter la version, lorsque le bassin présente un rétrécissement trop considérable ?

4° On devra éviter, en outre, d'exciter l'utérus, soit directement, soit par l'usage inopportun de l'ergot de seigle, par exemple. La poche sera maintenue intacte le plus longtemps possible, s'il n'y a pas de contre-indication,

1. Nous ferons remarquer que les dépressions, fissures, fractures de la voûte crânienne, rapportées par Carl Ruge, se sont surtout produites chez des enfants normaux avec des bassins rétrécis. Sur 6 cas, tous les bassins étaient rétrécis, tandis que les enfants semblaient normaux. Sur nos cinq observations de lésions crâniennes, nous trouvons quatre bassins rétrécis et un douteux.

afin de conserver la plus grande quantité possible de liquide amniotique pour le moment où la tête devra être expulsée.

5° Enfin, on évitera les tractions inutiles ou trop violentes; et si l'on est forcé d'agir, on devra tirer selon les axes; en un mot, imiter la nature; on confiera l'accouchement à la nature toutes les fois que la situation le permettra.

B. *Lésions de la face*. — Les lésions de la face dans l'accouchement par le siége sont beaucoup moins nombreuses que celles du crâne ; elles se produisent aussi plus rarement.

Nous les diviserons en deux catégories :

1° Les lésions des parties molles : excoriations, plaies, contusions, ecchymoses; lésions de la bouche, de la langue, du frein de la langue ; ruptures plus ou moins complètes des génio-glosses.

2° Lésions du maxillaire inférieur : fractures, luxations et disjonctions de la symphyse.

Quant aux paralysies faciales qui peuvent être la conséquence de l'extraction, nous n'en possédons pas d'observations, et elles ont à peine été signalées, quoiqu'elles puissent se produire par suite de la compression de la région parotidienne par un point saillant du pourtour des détroits. L'application du forceps sur la tête restée dans le bassin pourrait encore produire des accidents de cette nature. Mais ces applications sont forts rares, et nous n'avons pas trouvé d'exemple de cette lésion dans ce cas. Schrœder, toutefois, indique la possibilité de cette lésion comme conséquence de l'application de l'instrument sur les côtés de la tête, lorsqu'on veut amener le dégagement de cette partie. La paralysie faciale ne pourrait-elle pas se produire encore lorsque l'accoucheur, pour amener la rotation de la tête venant la dernière, avec l'occiput contre le sacrum, applique l'index de chaque main sur la région parotidienne et imprime à l'extrémité céphalique un mouvement destiné à ramener l'occiput en avant ? Ces lésions se produisant exceptionnellement, nous les passerons sous silence, en renvoyant pour leur étude aux thèses de MM. Landouzy (thèse de Paris, 1839), Pajot (thèse citée) et Nadaud (thèse de Paris, 1872).

Pour ce qui est des paralysies du nerf moteur oculaire commun, nous n'avons rien trouvé qui nous autorisât à penser qu'elles puissent se produire dans l'accouchement par le pelvis.

1° Lésions des parties molles.

A. Excoriations, plaies, contusions, ecchymoses.

Ces lésions légères peuvent se rencontrer sur la face du fœtus après l'extraction. Elles sont dues généralement aux manœuvres exécutées par l'accoucheur pour amener la flexion de la tête défléchie. Ainsi, dans son observation LXXI (2e mémoire), Mme Lachapelle, rapportant un cas de version pour rétrécissement du bassin, signale de la tuméfaction sur les côtés du nez, lieu sur lequel avaient porté les doigts qui faisaient l'extraction de la tête.

Peut-être encore pourrait-on les rencontrer sur la face du fœtus, lorsque la tête de celui-ci a été brusquement chassée d'un bassin rétréci et que la face a subi quelques froissements.

L'application du forceps sur la tête venant la dernière pourrait surtout les occasionner ; mais hâtons-nous de dire que ces meurtrissures sont plus fréquentes dans les cas où la face se présente la première.

Le diagnostic de ces lésions est des plus faciles ; et si parfois celles-ci passent inaperçues, c'est qu'elles sont tellement légères, qu'elles ne valent pas la peine qu'on s'en occupe. Nous n'y insisterons pas.

B. *Lésions de la bouche, du frein, rupture des génio-glosses.*— M. Pajot, dans sa thèse, parle à peine de ces lésions. « Dans certains cas de version difficile, dit-il, les commissures des lèvres peuvent être entamées par les doigts de l'accoucheur en voulant produire la rotation de la tête comme le conseille Mme Lachapelle. Toutes ces lésions sont très-rares, assez peu graves, et doivent être seulement signalées. » Nous croyons cependant qu'un examen attentif pourrait les faire reconnaître assez fréquemment. D'après Carl Ruge, certains auteurs allemands iraient jusqu'à en nier l'existence : Rokitansky ne les a jamais rencontrées, et Rubensohn, cité par le même auteur, dit n'avoir jamais « observé de lésions de la mâchoire, de l'angle ou du plancher de la bouche. J'ai, ajoute-t-il, *vainement cherché dans les auteurs* des preuves suffisantes de pareils accidents, lorsque les procédés ont été modérés. »

En revanche, Carl Ruge en rapporte trois cas dans la version, et les lésions qu'il signale dans ces trois observations prouvent qu'en Allemagne on n'est pas non plus à l'abri de ces mécomptes. Ainsi, dans son tableau 1, n° 8, nous trouvons, outre un décollement de l'épiphyse de la mâchoire, une déchirure des lèvres partant de l'angle de la bouche ; dans le même tableau, n° 27, outre la lésion du maxillaire, sur laquelle nous reviendrons, nous trouvons encore une déchirure de la peau à l'angle de la bouche ainsi que dans la muqueuse du pharynx et une rupture des génio-glosses. Enfin, le n° 44, même tableau, outre une fracture de la mâchoire, porte à partir de l'angle de la bouche une plaie cutanée de 4 centimètres ; déchirure des parties molles à l'intérieur de la bouche, jusqu'à la voûte du palais. La langue est presque complétement détachée d'un côté. (*Bulletin de therapeutique*, numéro du 15 août 1875.) Voilà quelques exemples qui suffiraient pour convaincre Rokitansky et Rubensohn.

Ces lésions se produisent dans le mouvement qui consiste à introduire deux doigts dans la bouche pour accrocher le maxillaire, lorsqu'on veut amener la flexion de la tête étendue. Notre observation XIII signale un cas de version dans un bassin normal, qui a donné lieu à des lésions de ce genre : les bras s'étaient redressés, la tête s'était défléchie, dégagement des bras, maxillaire accroché avec l'index. La pression exercée par le doigt dans le mouvement de dégagement produisit des éraillures de la muqueuse buccale au niveau du frein de la langue. L'inertie de l'utérus, les tractions sur les membres inférieurs, l'hydrocéphalie, toute disproportion entre le volume de la tête et le bassin maternel, favorisant la déflexion de la tête, favorisent encore la production des lésions, en mettant l'accoucheur dans la nécessité d'aller accrocher le maxillaire ; et dans ce cas, qui peut répondre de ne pas produire de déchirures plus ou moins étendues ? Pour ma part, je les ai vues survenir dans plusieurs cas de version, entre les mains d'un opérateur des plus habiles.

Aussi ne nous expliquons-nous que difficilement cette phrase de Carl Ruge : « Il faudrait, dit l'accoucheur allemand, mettre ces accidents non au compte de la méthode, mais à celui de l'opérateur. » Ne peut-il donc exister des cas de déflexion qui mettent l'opérateur dans la nécessité d'exercer sur la mâchoire des tractions telles, que les lésions deviennent inévitables, et doit-on blâmer le médecin qui, désireux d'éviter à l'enfant (et même à la mère) tous les accidents qui peuvent naître du redressement de la tête, préfère exposer le fœtus à des lésions d'ailleurs curables ? doit-on le blâmer d'exercer sur le maxillaire et sur les parties molles de la bouche des tractions qui souvent doivent être énergiques, et qui sont destinées à préserver l'enfant de dangers bien plus redoutables, tels que : la respiration prématurée, la rétraction de l'orifice sur le cou du fœtus, et même l'arrachement des membres ou de la tête par des tractions exercées sur les membres ou le tronc, l'extrémité céphalique étant défléchie? Car, dans ce dernier cas, les tractions peuvent produire à elles seules des lésions du cou, des fractures et des luxations de la mâchoire.

Lorsque ces lésions sont légères, elles peuvent passer inaperçues chez certains enfants. Si elles sont plus accentuées, l'enfant refuse le sein ou ne le prend qu'avec une grande difficulté; les mouvements de succion sont gênés, difficiles, et doivent provoquer un certain degré de souffrance, car l'enfant pousse des cris et fait de vaines tentatives entrecoupées de vagissements.

Le pronostic est des plus bénins lorsqu'il n'existe pas en même temps de lésions du maxillaire. Ces éraillures disparaissent au bout de vingt-quatre heures, trois jours au plus. Si toutefois elles étaient plus profondes, il faudrait badigeonner les parties lésées avec des collutoires astringents.

Le traitement prophylactique consiste, autant que possible, à éviter les manœuvres qui peuvent favoriser le redressement de la tête. Celui-ci s'étant produit, on évitera autant que possible les manœuvres violentes pour faire venir cette partie; on exercera des tractions modérées. Mais celles-ci sont souvent insuffisantes, et l'accoucheur se voit obligé d'exercer sur le maxillaire, pour dégager la tête, des tractions d'une certaine énergie. Entre deux maux il est forcé de choisir le moindre, car la modération et la douceur, tant recommandées, et avec raison, dans d'autres circonstances, deviendraient ici des causes de mort pour l'enfant et même quelquefois pour la mère.

2° *Lésions du maxillaire inférieur. — Fractures, luxations, diastases.* — Ces lésions surviennent dans les mêmes conditions que les précédentes, c'est-à-dire dans le dernier temps de la version ou dans l'extraction de la tête, pour les présentations de l'extrémité pelvienne. Les mêmes causes que nous avons déjà signalées quand nous avons parlé des lésions des parties molles viennent ici déterminer les accidents. Ces lésions ne sont, pour ainsi dire, et surtout au point de vue pathogénique, qu'un degré plus avancé de celles que nous venons de décrire. Les lésions des parties molles, tout en existant quelquefois isolément, viendront compliquer les lésions propres du maxillaire, dans le plus grand nombre des cas. Il paraît, en effet, difficile d'admettre que, lorsque le maxillaire se fracture ou se luxe, les parties molles puissent rester saines. Aussi voyons-nous dans l'observation 8 du tableau 1 (voy. les tableaux de Carl Ruge) un décollement de la symphyse de la mâchoire inférieure, compliqué d'une déchirure des lèvres, sur un garçon de 1415 grammes, après une version pratiquée chez une femme multipare dont le bassin était normal. L'observation 44, tableau 1, signale une fracture de la mâchoire s'accompagnant d'une plaie de 4 centimètres à l'angle de la bouche, déchirures des parties molles à l'intérieur de la bouche, jusqu'à la voûte palatine, avec un arrachement presque complet de la langue.

Enfin, dans un cas d'hydrocéphalie (tableau 1, n° 27), on trouva, outre une diastase de la symphyse de la mâchoire inférieure, de grandes déchirures de la muqueuse et du tissu musculaire de la bouche, et une rupture des génio-glosses. Ces délabrements signalés par Carl Ruge ont été produits dans le dernier temps de la version.

Nous avons trouvé dans la thèse de M. Pajot une observation très-détaillée de fracture du maxillaire inférieur, produite pendant la version sur un fœtus macéré, hydrocéphale. Nous la donnons abrégée.

Obs. V. — Présentation de l'épaule. — Hydrocéphalie. — Version. Fracture du maxillaire inférieur (Pajot).

Le 12 novembre 1846, pendant la nuit, je fus appelé par une sage-femme, pour une mercière auprès de laquelle elle était depuis la veille. Tentatives infructueuses de version.

Accouchée quatre fois déjà naturellement. Membranes rompues depuis onze heures du soir (il était quatre heures du matin). Liquide amniotique écoulé. Aucun accident sérieux.

Au toucher, présentation de l'épaule droite, creux axillaire regardant à droite du bassin, tête à gauche, omoplate contre le pubis. Dilatation complète. Pas de battements du cœur fœtal.

Trois aides : la sage-femme, le mari et un jeune homme. Le lit étant très-bas, je me décide à opérer à genoux. Douleurs nulles. Introduction de la main ; entrée facile. Orifice très-dilaté et très-souple. Varices énormes à la vulve. Je fis soutenir le fond de la matrice par le mari et je me dirigeai dans la concavité du sacrum sur la face antérieure du fœtus. Recherche des pieds. Je saisis une extrémité fœtale que je reconnus être un pied. Je le saisis le plus solidement possible entre mes doigts ; j'exerçai des tractions suivant l'axe. Le pied me glissa des doigts, et j'eus une peine infinie à l'amener dans le vagin, sans pouvoir parvenir à le faire sortir de la vulve.

Je constatai que l'enfant était mort depuis quelques jours ; l'épiderme se détachait.

Après avoir solidement attaché un lacs sur le pied que je tenais, je commençai à exercer des tractions à chaque douleur (elles s'étaient bien ranimées), en disant à la femme de pousser ; le membre inférieur vint. Je tournai le dos presque en avant, je dégageai le tronc sans toucher à l'autre membre. Un des bras sortit, je fus obligé de dégager l'autre. La tête resta seule dans les parties ; je touchai cette tête et je reconnus une hydrocéphalie ; le crâne était fort gros, mais fort mou ; les sutures et les fontanelles grandes. Je relevai le tronc sur le ventre de la femme, mais en vain. Je mis alors les doigts dans la bouche : le maxillaire se sépara sur la ligne médiane, et l'indicateur et le medius de l'autre main en fourche sur le col, je recommandai à la femme de pousser; la tête fut enfin extraite.

L'opération avait duré dix minutes à un quart d'heure.

Ici, l'os se sépara sur la ligne médiane. Cela indiquerait plutôt la disjonction de la symphyse de la mâchoire, qui, chez les enfants, à la naissance, n'est pas encore complétement soudée. Et chez le fœtus dont parle l'observation précédente, qui était mort depuis quelque temps et macéré, il est probable, comme le fait remarquer M. Pajot, que l'os n'avait pas sa consistance normale et n'avait pas atteint le degré d'ossification qu'il a chez l'enfant à terme.

Les lésions du corps du maxillaire inférieur ont été signalées par Jacquemier dans son traité d'obstétrique.

Il conseille après avoir réduit, s'il y a lieu, l'application du bandage connu sous le nom de fronde, pour éviter une consolidation vicieuse. Ce bandage aurait l'avantage de tenir les fragments en rapport, tout en permettant l'introduction par cuillerées du lait destiné à nourrir l'enfant.

Quant à la prophylaxie, nous ne pouvons que répéter ce que nous avons dit à l'occasion des plaies des parties molles. Le plus souvent, des tractions énergiques sont nécessaires dans le dernier temps de la version, et quelquefois dans les présentations du siége. On ne peut donc répondre de ne pas produire ces lésions, surtout si le bassin est rétréci, si l'enfant est hydrocéphale, et si, dans un accouchement provoqué avant terme, on est obligé d'accrocher le maxillaire. Il pourra se faire alors que l'ossification ne soit pas assez avancée pour que l'os offre aux tractions une résistance suffisante. Tout ce qu'on peut faire, c'est d'éviter les tractions inutiles et toutes les causes qui peuvent amener la déflexion de la tête; c'est d'éviter toutes les manœuvres inopportunes pouvant créer la nécessité de tirer sur la mâchoire. On doit encore agir avec prudence dans le cas où le maxillaire se trouve accroché au pubis, les tiraillements et les secousses violentes pouvant devenir, dans cette circonstance, la cause d'une fracture ou, ce qui arrive le plus souvent, d'une luxation.

CHAPITRE III

LÉSIONS DE LA RÉGION CERVICALE

Presque toutes les lésions qui surviennent dans cette région sont produites par les tiraillements que l'accoucheur fait subir au cou, lorsqu'il veut extraire la tête, celle-ci restant fixée dans le bassin[1].

Il est donc facile de comprendre que ces lésions existeront à des degrés divers, selon que le cou du fœtus aura été plus ou moins tiraillé.

A un premier degré, les tractions exercées auront produit des lésions musculaires portant principalement sur le sterno-cléido-mastoïdien. Sur soixante-quatre cas d'extraction, Carl Ruge a observé dix-huit fois ces lésions musculaires. Le grand pectoral, le petit pectoral et le grand dorsal peuvent encore en être le siége. Dans le plus grand nombre des cas signalés par l'auteur, ces lésions musculaires ont accompagné la rupture des vertèbres cervicales ou des vertèbres thoraciques; quand je dis ont accompagné, je devrais peut-être dire qu'elles en ont été la conséquence; car sur les dix-huit cas cités plus haut, je trouve, dans les tableaux de Carl Ruge, que cinq fois

1. Je ne parlerai pas de la constriction plus ou moins forte que le col rétracté peut exercer sur le cou du fœtus. Je n'en possède pas d'observations, et je doute que cet accident ait été signalé. M. Pajot toutefois en admet la possibilité.

les vertèbres ont été intéressées. Et si parfois les muscles ont été lésés isolément, d'autres fois, mais plus rarement, les vertèbres ont été rupturées sans lésions musculaires. Enfin, les lésions musculaires ont coïncidé quelquefois avec des décollements de l'épiphyse de l'occipital et des lésions de la portion basilaire de cet os. Doit-on admettre, en présence de la simultanéité de ces lésions, une coïncidence ou une subordination? et dans quel sens celle-ci sera-t-elle établie? La conclusion me paraît difficile à tirer.

Voici ce que Carl Ruge dit de ces déchirures :

« Parmi les lésions qui n'ont été signalées que rarement, et que l'on rencontre pourtant après l'extraction, on constate, outre les épanchements sanguins dans la région cervicale, des hémorrhagies dans les muscles, dans le tissu cellulaire qui les entoure, et de véritables lésions musculaires, altérations qui ne sont pas absolument rares, et qui se rencontrent précisément de préférence au cou après l'extraction. Il s'agit de déchirures qui, quelquefois, se limitent à quelques fibres isolées des muscles, se reconnaissent facilement au microscope et sont habituellement accompagnées de petites ruptures vasculaires, mais qui, d'autres fois, envahissent des parties plus étendues, déterminent de grands épanchements sanguins dans les muscles, et peuvent même, quoique très-rarement, conduire à la déchirure complète de ces muscles. Les parties de ces muscles qui sont atteintes frappent, à l'autopsie, par une coloration plus ou moins rouge-bleuâtre, et par une tuméfaction plus ou moins considérable, surtout si on les compare avec les parties normales intactes, qui ont, au contraire, un aspect pâle.

« A l'extérieur, ces lésions se traduisent rarement par une tuméfaction bien nette ; tout se borne en général à une coloration bleuâtre, grisâtre, de la peau, lorsque la lésion musculaire s'accompagne d'extravasations sanguines dans le tissu sous-cutané, extravasations qui, suivant leur étendue, entraînent des troubles fonctionnels, comme le prouve l'exemple de Fasbender : il observa chez un enfant, après l'accouchement, un hématome gros comme un œuf de pigeon, qui était situé au-dessus de la clavicule droite. Cet hématome disparut peu à peu, mais au debut il entraîna, par compression du plexus nerveux, une paralysie du bras droit. Ce cas est des plus rares, et très-intéressant au point de vue médico-légal.

« Quant à ce qui concerne la marche de ces affections, il va de soi que, lorsqu'elles sont peu prononcées, elles guérissent spontanément, sans inconvénient notable. Dans les cas plus graves, les cicatrices qui en résultent conduisent plus tard à des troubles fonctionnels, en particulier pour les muscles sterno-cléido-mastoïdiens, qui entraîneraient, suivant Dieffenbach, le torticolis (caput obstipum). Je pourrais aussi rappeler les observations de Wegscheider, qui, d'accord avec Fasbender sur les lésions du sterno-cléido-mastoïdien, signalées à la Société obstétricale de Berlin, constate que nombre d'enfants atteints de torticolis sont nés en présentation de l'extrémité pelvienne. Enfin, au lieu de guérisons plus ou moins complètes, de la résorption, on peut voir survenir de véritables inflammations, des suppurations, des abcès à la suite de grands épanchements sanguins. C'est ainsi que j'ai observé dernièrement un enfant qui présentait sur le bord gauche de la mâchoire et à l'angle du maxillaire un abcès gros comme un œuf de poule, siégeant au-dessus du sterno-cléido-mastoïdien, et dont le point de départ était vraisemblablement dû à une de ces lésions.

« Le lieu d'élection de ces lésions a surtout son siége

dans les muscles du cou et de la poitrine, mais pas exclusivement. Au cou, c'est surtout le muscle sterno-cléido-mastoïdien qui, soit des deux côtés, soit d'un seul côté, présente des lésions plus ou moins prononcées. Souvent c'est la portion sternale seule qui est prise dans une étendue plus ou moins considérable, tantôt la moitié supérieure, tantôt la moitié inférieure du muscle.

« Outre l'épanchement sanguin dans le tissu cellulaire ambiant, on observe sur la clavicule, comme dans le céphalhématome, un épanchement entre le périoste et l'os (sans rupture osseuse). Des lésions analogues se rencontrent dans les autres muscles du cou, sur le pectoral, le grand dorsal, les génio-glosses, etc., etc., ainsi que dans les muscles des membres inférieurs.

« La production de ces lésions musculaires, notamment celles du sterno-cléido-mastoïdien, est surtout due aux manœuvres employées dans les présentations de l'extrémité pelvienne. Mais on voit aussi, quoique plus rarement, de semblables lésions dans le cas de présentation de l'extrémité céphalique, à la suite des applications du forceps ou du céphalotribe.

« Quant au raccourcissement congénital du sterno-cléido-mastoïdien (Dieffenbach Strohmeyer), je ne l'ai pas rencontré jusqu'à présent, et je considère comme un premier point que les altérations de ce muscle sont surtout acquises et dues aux lésions préexistantes » (*Bulletin de thérapeutique*, numéro du 30 juillet 1875, p. 70 et s.).

Nous admettrons donc provisoirement que les lésions existent à deux degrés, selon la violence que la région aura dû subir. Le premier degré sera constitué par les lésions musculaires dont nous venons de parler; le second degré, par la rupture des vertèbres et de leurs ligaments, pouvant aller jusqu'à la rupture de la moelle et la décollation.

« Les lésions qui ont été vues dans la région cervicale, dit M. Pajot, sont presque toutes dues à la torsion, à la rupture de la colonne vertébrale, sans déchirure complète des muscles et de la peau, ou bien à l'arrachement de la tête » (*loc. cit.*, p. 102).

En effet, lorsque le menton reste accroché à la symphyse, dans les présentations sacro-iliaques, et que l'accoucheur exerce des tractions trop violentes, la tête peut aller jusqu'à se séparer du tronc. Lorsque l'opérateur imprime au corps du fœtus un mouvement de torsion, et que la tête reste fixée et immobile au-dessus du pubis, soit par suite d'un rétrécissement du bassin, soit à cause du volume exagéré de la tête, ou d'une rétraction de la matrice, le cou peut se luxer. Et combien alors la décollation devient facile, avec des tractions mal faites! La luxation peut encore se produire sous l'influence de secousses brusques, d'où le précepte de tirer avec lenteur et continuité [1].

L'observation suivante, qui appartient à Delamotte, et que nous avons extraite de la thèse de M. Pajot, donnera une idée du mécanisme qui préside à la production de ces lésions dans le plus grand nombre des cas.

1. Pour Wigand (de la Version par manœuvres externes, traduit par Ergott) la manœuvre la plus dangereuse est celle dans laquelle on tire sur le cou, en même temps qu'on opère ce mouvement d'extension et de déflexion en arrière, par lequel la partie antérieure du cou est mise dans une extension forcée, la partie postérieure dans un état de flexion, de pression et de raccourcissement.

Obs. VI. — Version. — Torsion du cou après des mouvements brusques de rotation. — Tractions violentes exercées sur le tronc. — Décapitation.

Delamotte rapporte que le 2 mai 1691, ayant pratiqué la version chez une femme, il parvint à extraire le fœtus facilement jusqu'au cou. « Après que je lui eus dégagé les bras, ajoute-t-il, je donnai *quelques légères secousses*, et le tirai même assez fortement et à plusieurs reprises, pour finir cet accouchement dont les commencements avaient si bien réussi ; mais ce fut inutilement ; ce qui m'obligea, suivant ma méthode ordinaire, à lui mettre mon doigt dans la bouche. J'y fus trompé, en ce qu'au lieu de la bouche je trouvai la nuque, et que le col n'ayant pas suivi le mouvement du corps, *il s'était tors ;* en sorte que la face était demeurée en haut, et le menton, par conséquent, *s'étant accroché aux os pubis*, je donnai ce petit corps à tenir au mari de la malade, pendant que je repoussais le derrière de la tête d'une main, et que je dégageais le menton de l'autre, tâchant de retourner la tête autant qu'il m'était possible ; je dis en même temps au mari de tirer doucement ; mais il tira avec tant de violence, dans l'espérance de soulager sa femme, qu'il alla tomber à six pas loin du lit, avec le corps de l'enfant, dont la tête était restée. »

Parfois les difficultés viennent du volume exagéré des parties fœtales, principalement de la tête, soit que ce volume soit physiologique, ou qu'il soit dû à l'hydrocéphalie, à la présence d'une tumeur, etc. Dans ces différents cas, de même que lorsqu'il existe une disproportion entre le volume du fœtus et les diamètres du bassin, que celui-ci soit rétréci par le rachitisme, par une tumeur, une exostose, etc., on doit éviter la version ; car s'obstiner à tenter cette opération, c'est vouloir créer des difficultés insurmontables qui peuvent mettre en danger les jours de la mère et enlever à l'enfant toute chance de salut.

M. Joulin, en parlant de la dystocie par inclusion fœtale (*Des cas de dystocie appartenant au fœtus*, thèse de concours, Paris, 1863, p. 81), rapporte une observation empruntée à Lauverjat (*Nouvelle méthode de pratiquer l'opération césarienne*, p. 13), dans laquelle une tumeur par inclusion fœtale occupant la partie latérale droite du sacrum rétrécissait le détroit supérieur. La version fut pratiquée et le cou fut luxé. Voici l'observation dans tous ses détails :

Obs. VII. Le 13 mars 1777, la nommée X..., en travail et à terme, était assistée sans succès depuis quarante-deux heures par une sage-femme. M. B.... qui fut appelé, me fit mander. La tête de l'enfant se présentait à l'excavation dans la position la plus avantageuse ; à la partie latérale droite de la saillie du sacrum était une tumeur dont le volume rétrécissait considérablement l'évasure droite du détroit supérieur. En conséquence, nous jugeâmes que l'expulsion de l'enfant serait impossible ; son extraction par les pieds fut regardée par mon confrère comme la seule ressource. Je pensai, au contraire, qu'il ne pourrait être conservé que par l'opération césarienne. On tira l'enfant par les pieds ; l'opération fut des plus laborieuses. La tête fut arrêtée sur le détroit supérieur, les plus violents efforts ne purent le lui faire franchir. L'enfant perdit la vie, un de ses bras ne fut dégagé qu'à l'aide du crochet du forceps, et la sortie de la tête obtenue que par l'application difficile et réitérée de l'instrument ; on observa *que le col était luxé*. La mère périt cinquante-deux heures après l'accouchement.

Le cadavre fut ouvert, on trouva dans l'abdomen une matière crétacée et des cheveux.

La tumeur que nous avons prise pour une exostose était l'ovaire, dans lequel se trouvait une matière crétacée semblable à la précédente, des cheveux, des portions d'os du crâne, et la mâchoire inférieure armée de neuf dents sorties de leurs alvéoles, et aussi blanches et aussi dures que celles d'un enfant de 8 à 10 ans. On remarquait à l'ovaire une crevasse qui avait donné issue à la matière crétacée et aux cheveux trouvés dans l'abdomen. Sans cette ouverture, qui avait permis la sortie d'une partie de ce que contenait l'ovaire, on n'aurait pu terminer l'accouchement.

Ces luxations sont loin d'être rares, et un grand nombre d'observateurs les ont signalées.

Levret, Bœmer, Mme Lachapelle, en rapportent dans leurs ouvrages.

Mme Lachapelle dit que « parfois les tiraillements qu'on

exerce sur le tronc peuvent en séparer la tête, ou luxer les vertèbres ». (Vol. III, p. 425.)

Jacquemier (De la difficulté de l'accouchement dans certains cas de volume exagéré des épaules.—*Gazette hebdomadaire,* 1860, n° 40) ne paraît pas admettre que la région cervicale soit aussi susceptible de se luxer qu'on l'avait prétendu. « D'après des expériences que j'ai faites, dit-il, des tractions graduées, sans secousses et sans mouvements de torsion, telles que je pouvais les produire par l'emploi de toutes mes forces, n'ont jamais déterminé ni luxation cervicale, ni déchirure des ligaments, ni lésion quelconque, soit sur la moelle allongée, soit à la racine des nerfs. » Nous verrons, à la fin de ce chapitre, ce que l'on doit penser de ces expériences, et quelle est la vraie résistance de ces tissus à l'extension.

Dugès n'est pas aussi sceptique: « Des tractions inconsidérées, dit-il, peuvent séparer le rachis de l'occiput, et tuer l'enfant, par la rupture de la moelle épinière; quelquefois cependant l'effort a été tel que le tronc a été tout à fait détaché, et que la tête est restée seule dans la matrice. Mais dans certains cas on s'est arrêté à temps; un craquement a annoncé que les ligaments cédaient; on a cessé tout effort; et si l'enfant a été expulsé, il a pu vivre et guérir, malgré cette distension du rachis sans séparation réelle. » Nous verrons plus loin que ce craquement s'est toujours fait entendre lorsqu'on soumettait le cou de fœtus mort-nés à une extension continue; l'auteur des expériences que nous rapportons plus loin partage l'opinion de Dugès touchant la possibilité de sauver l'enfant, lorsque ce craquement précurseur est venu arrêter l'accoucheur imprudent.

Pour Carl Ruge, les ruptures de la colonne vertébrale sont loin d'être aussi rares qu'on l'a prétendu, puisque sur soixante-quatre cas ces lésions ont été observées huit fois (V. les tableaux de Carl Ruge). Pour lui, il n'est pas nécessaire que les vices de conformation du bassin soient très-accentués pour les rencontrer. « Sur huit cas, dit-il, nous en avons observé six chez des enfants normaux et même au-dessous de la normale, c'est-à-dire de 3300 à 925 grammes; deux fois chez des enfants au-dessus de la normale, c'est-à-dire de 4400 à 4885 grammes, et, sur les huit cas, les commémoratifs nous donnent les mères comme ayant cinq bassins normaux et deux rétrécis. Dans un cas les dimensions du bassin sont restées inconnues, et, sur les deux bassins rétrécis, les enfants étaient, le premier d'une grosseur normale, 3317 grammes, et le second ne pesait que 2675 grammes. Les ruptures peuvent donc se rencontrer chez les enfants avant terme, chez les enfants bien développés comme sur ceux qui sont incomplétement développés. On a même observé des doubles ruptures » (*Bulletin de thérapeutique* du 30 juillet 1875, p. 74). Il est même probable que le développement incomplet du squelette des enfants nés avant terme est une circonstance qui favorise la production de ces lésions.

L'auteur allemand n'a jamais observé ni luxation de vertèbres, ni rupture des disques ligamenteux.

Il prétend que la disjonction des vertèbres, la rupture des disques, est très-rare. Habituellement, une seule vertèbre serait divisée en deux ; ce serait une fracture du corps de cet os. « Schrœder, dit-il, chez un enfant un peu avant terme, a vu la colonne vertébrale brisée au niveau de la quatrième vertèbre cervicale; lésion qui, comme il le dit, est très rare, et ne se produit que dans les rétrécissements très-prononcés du bassin » (*loc. cit.*, p. 75).

Dans les expériences que nous rapporterons plus loin, la séparation s'est faite constamment entre deux vertèbres; ces résultats ne concordent pas avec les faits observés par Carl Ruge et avec ses conclusions.

Du reste, comme il entre dans des détails très circonstanciés sur l'anatomie pathologique de cette lésion, nous croyons utile de reproduire textuellement sa description : « Ordinairement, dit-il, les ruptures des vertèbres se limitent au corps vertébral proprement dit; une disjonction totale, embrassant l'arc vertébral, est rare. On voit bien plutôt arriver des ruptures doubles. Au fond du point rompu apparaît, presque régulièrement, la moelle recouverte par un extravasat sanguin. Cette lésion naturellement, est extrêmement grave. Pourtant il semble que la guérison serait encore possible, ainsi qu'il résulte du cas d'Ahlfeldt, dans lequel l'enfant vécut huit jours. »

Puis, en parlant de la déchirure des ligaments, il dit que la déchirure isolée du ligament vertébral antérieur est très-rare et doit être considérée comme le premier degré de la rupture. « J'ai eu, dit-il, une fois l'occasion de l'observer, au-dessous d'un épanchement sanguin, gros comme un grosschen, qui recouvrait le point déchiré, le ligament vertébral antérieur au-dessus de la troisième vertèbre dorsale était déchiré obliquement dans une étendue de 5 centimètres, les extrémités par en haut, et surtout par en bas, visiblement retroussées, et la couche du tissu conjonctif fibreux adhérente aux os détachée. »

Pour nous, nous ne croyons pas que la rupture isolée du ligament vertébral antérieur soit aussi rare que le prétend cet auteur, et nous serions tenté d'admettre que le premier craquement qui se fait entendre, à un moment donné, lorsqu'on tire sur le tronc d'un enfant dont la tête est fixée, ne provient que de la déchirure du ligament.

Cette déchirure, si elle est isolée, n'empêche pas l'enfant de vivre, quand la moelle est restée intacte; mais il arrive le plus souvent que l'axe médullaire subit des violences, que les enveloppes se déchirent, et que la moelle elle-même se rompt. Nous trouvons daus l'*Union médicale* de 1870, n° 11, deux cas de lésions de la moelle, l'un rapporté par M. Parrot, l'autre appartenant à M. Guéniot. Les voici l'un et l'autre abrégés :

« La mère était primipare, l'accouchement a été très-laborieux; l'extrémité pelvienne s'étant présentée, on avait exercé sur les pieds des tractions violentes. Au moment où l'accoucheuse agissait avec une grande force sur la jambe gauche, elle entendit un craquement très-fort qui lui parut avoir pour siége la partie du corps qui n'était pas encore dégagée.

« Les membres supérieurs sont complétement inertes avec la sensibilité conservée. Quand l'enfant est couché sur le dos, on ne saisit aucune manifestation spontanée d'activité musculaire dans les extrémités inférieures. L'enfant vécut huit jours. A l'autopsie, on trouva, au niveau des sixième et septième vertèbres cervicales, une déchirure des membranes et une rupture complète de l'axe nerveux » (Parrot).

M. Guéniot, de son côté, rapporte que « la tête s'était défléchie; des tractions énergiques furent exercées sur le tronc. La moelle fut rompue, et il se produisit une déchirure du corps de la troisième vertèbre cervicale. Les tractions avaient presque toutes porté sur le cou de l'enfant. »

Le pronostic varie selon le degré de la lésion.

Si, lorsqu'il entend un premier craquement, l'accoucheur s'arrête, il peut se faire que les ligaments se soient seuls déchirés, et alors l'enfant peut vivre ; mais si les enveloppes de la moelle, ou la moelle elle-même, sont intéressées, l'enfant peut vivre quelques heures, quelques jours (comme on l'a vu dans le cas de Carl Ruge et dans celui de Parrot, les enfants vécurent huit jours). Si, au contraire, la lésion est profonde, la mort en est la conséquence.

Enfin, il peut arriver que la mort soit instantanée.

Tout le monde sait à quel point les chats ont la vie dure ; néanmoins, lorsqu'on saisit un de ces animaux par la tête et par la queue, et que l'on exerce des tractions un peu violentes, et surtout avec secousses, il meurt instantanément.

Nous avons signalé plus haut la possibilité de la luxation des vertèbres, et même de la décollation, lorsque la tête est retenue dans la matrice par le col rétracté sur le cou de l'enfant. Cet arrêt de la tête peut avoir lieu de deux manières différentes : 1° Lorsque le col se trouve insuffisamment dilaté, et que ses bords rigides, n'étant pas assez souples pour permettre cette dilatation, conservent au contraire une certaine tendance à se resserrer sur le cou du fœtus; 2° Lorsqu'il existe un resserrement spasmodique du col de l'utérus. Dans ce cas, le spasme porte sur l'orifice interne du col. Le resserrement est encore plus difficile à vaincre que dans le premier cas, et les tractions intempestives peuvent entraîner des accidents graves et même la décapitation.

Jacquemier (loc. cit., p. 355) cite le cas de Saxtorph, dans lequel cet accoucheur fut appelé « par une sage-femme qui, en voulant entraîner l'enfant, sépara le tronc de la tête, qui resta dans la matrice. Il trouva, en essayant de délivrer l'accouchée, l'orifice de la matrice dilaté de façon à y pouvoir passer la main ; mais la tête de l'enfant lui parut comme enfermée dans un sac formé par la contraction de la matrice autour du cou. Il ne put parvenir à ôter la tête de cette espèce de sac qu'après avoir combattu l'état spasmodique qui y avait donné lieu. »

Quelle est la force que l'on ne doit pas dépasser dans l'extraction, lorsqu'on tire sur le fœtus? Quel est le degré de résistance que les divers tissus du fœtus peuvent offrir à l'extension ? M. Pajot donne des détails très-intéressants sur des expériences qu'il a instituées dans le but de résoudre ce problème ; d'un autre côté, nous possédons, grâce à l'obligeance de M. le Dr Budin, la traduction du compte rendu des expériences faites à Édimbourg, par Mathews Duncan, avec des réflexions pleines de sens pratique. Nous les donnons textuellement :

Extrait des Contributions to the mechanism of natural and morbid parturition, Mathews Duncan (Édimbourg).— Sur la résistance à l'extension de la tête du fœtus à terme.

« Les expériences que je vais décrire furent faites dans le but d'arriver à une idée exacte de la force qui pouvait être employée dans l'accouchement où les pieds se présentent les premiers, comme, par exemple, dans l'opération de la *version podalique*, qui est maintenant si fréquemment recommandée, dans certains cas de rétrécissements du bassin.

« Je savais que, même dans nos ouvrages les plus estimables et les plus récents, il existait de grossières erreurs sur ce point. La force qu'on peut mettre en usage dans la version est exagérée d'une façon absurde, et la force que l'on peut déployer dans l'application du forceps y est, d'autre part, estimée bien au-dessous de la réalité. Il serait très-facile, mais cela n'est pas nécessaire, de citer des passages affirmant cette erreur, passages pris dans nos auteurs les plus modernes, et considérés par tout le monde comme étant les meilleurs ; et cependant, ce point est, non pas d'une importance secondaire, mais bien d'une importance capitale, car c'est une question fondamentale. Ce sujet est donc digne d'une discussion attentive, et heureusement il est possible d'arriver à une solution tout à fait concluante. J'ai supposé, ce que je crois être vrai, quoique ce ne soit pas prouvé, que la résistance d'un fœtus récemment mort était la même que celle d'un fœtus vivant[1].

« J'ai pris un enfant mort-né, et après avoir fait passer son corps à travers une ouverture pratiquée dans une planche de bois dur, ouverture représentant le détroit supérieur d'un bassin rétréci, ou bien encore après avoir fixé sa tête entre deux barres parallèles passant au-dessous de son diamètre bi-pariétal, j'attachai au-dessus du cou-de-pied un appareil consistant essentiellement en un crochet auquel je suspendais des poids dont j'augmentais graduellement le nombre jusqu'à produire l'arrachement du corps de l'enfant.

« Comme on le sait très-bien, c'est au niveau du cou que dans la pratique habituelle cet arrachement se produit; c'est en ce point qu'il se produisit aussi dans toutes mes expériences; cet arrachement fut donc toujours la décapitation.

« La force qui produisit la décapitation dans ces expériences était égale au poids du corps de l'enfant situé au-dessous de la ligne d'arrachement, au poids de l'appareil attaché au-dessus du cou-de-pied et à celui qu'il était nécessaire d'y ajouter.

« Mais une exactitude scrupuleuse n'était pas recherchée, car en ajoutant le poids on ajoutait un certain nombre de livres à la fois.

« Il fallait limiter le temps durant lequel à chaque tentative on permettait au poids d'agir : le terme d'une demi-minute fut adopté; il était nécessaire de fixer une limite de cette nature, afin de placer les expériences dans des conditions analogues aux douleurs de l'accouchement et aux efforts que fait l'accoucheur dans les cas difficiles de la pratique.

« La force nécessaire pour amener la décollation étant ainsi déterminée, elle donne la mesure de la résistance que présente le fœtus à l'extension, et dans le cours d'une version podalique, soit que l'on tire sur les pieds, soit que l'on emploie la manœuvre de Prague, il n'est pas possible d'employer, pour extraire la tête, une force supérieure à celle indiquée par les expériences, car les tissus céderaient lorsqu'on viendrait à la dépasser.

« Dans la pratique il se peut qu'une force de traction plus grande soit

---

1. Nous ne saurions partager cette manière de voir; il paraît, en effet, rationnel de penser que la tonicité musculaire chez le fœtus vivant augmente la résistance de ses tissus à l'extension. Quel est le degré de cette résistance, c'est ce que nous ne pouvons déterminer *à priori*.

employée par l'accoucheur et exercée sur l'enfant ; mais une telle force, d'autant qu'elle dépasse celle qui est nécessaire pour produire la décapitation, n'est d'aucune utilité pour amener la sortie de la tête. Ou bien elle est consacrée à triompher de la résistance déterminée par le frottement de certaines parties situées au-dessous de la ligne de décapitation, ou bien elle est inutilement et même dangereusement employée, car elle est mal dirigée. Dans la pratique cependant, quand la tête est fixée sur le détroit supérieur, la force nécessaire pour amener la décapitation doit être presque voisine de la force maximum dont l'accoucheur peut disposer.

« Ces remarques sont faites sans avoir égard à la vie de l'enfant et dans le simple but de déterminer la résistance des tissus.

« Les expériences que nous allons rapporter montreront que la vie de l'enfant est compromise avant qu'on ait atteint la limite à laquelle cèdent les tissus ; et ceci s'explique facilement, puisque la colonne vertébrale cède sous des tractions moins considérables que celles qui sont nécessaires pour amener la décapitation. On doit avoir cette circonstance présente à l'esprit, quand on compare la version et le forceps ; car en faisant cette comparaison, on suppose que la vie de l'enfant ne doit pas être compromise ; l'une de ces opérations ne pourrait, en effet, être considérée comme préférable à l'autre, si dans aucun des deux cas on n'avait l'espoir d'obtenir un enfant vivant.

« Expérience I. Fœtus femelle à terme, récemment né, pesant 2 kil. 433 gr., mesurant 45 centimètres de longueur. — La colonne vertébrale céda sous le poids de 40 kil. 805 gr. La décapitation survint sous le poids de 53 kil. 454 gr. L'arrachement eut lieu entre la cinquième et la sixième vertèbre cervicale.

« Expérience II. Enfant à terme, du sexe féminin, pesant 3 kil. 367 gr., mesurant 50 cent. de long. La colonne vertébrale céda sous un poids de 54 kil. 420 gr. ; la décapitation arriva à 63 kil. 943 gr. La séparation se fit entre la sixième et la septième vertèbre cervicale. »

« Expérience III. Fœtus nouveau-né à terme du sexe féminin pesant 4 kil. 44 gr. et mesurant 57 centimètres de longueur. La colonne vertébrale céda sous un poids de 55 kil. 327. La décapitation arriva à 61 kil. 676 gr. La séparation se fit entre la cinquième et la quatrième vertèbre cervicale.

« Expérience IV. Fœtus mâle, récemment né, à terme, pesant 2 kil. 601 gr., mesurant 52 centimètres 1/2 de longueur. La colonne vertébrale céda sous le poids de 41 kil. 268 gr. La décapitation arriva à peu près sous l'influence du même poids. La séparation eut lieu entre la quatrième et la cinquième vertèbre cervicale.

« Expérience V. (Cette expérience ne doit pas être classée avec les précédentes, car elle fut faite non pas sur un enfant mort-né, mais sur un enfant qui avait vécu pendant une quinzaine de jours.) Il était récemment mort, mesurait 55 centimètres de longueur et pesait 3 kil. 311 gr. La colonne vertébrale céda sous un poids de 66 kil. 664 gr. La décapitation arriva à 73 kil. 920 gr. La séparation eut lieu entre la troisième et la quatrième vertèbre cervicale.

« La force nécessaire dans ces expériences pour amener l'arrachement ou la décapitation fut :

53 kil. 454 gr. dans la première;
63 kil. 943 gr. dans la deuxième;
61 kil. 676 dans la troisième;
42 kil. environ dans la quatrième;
73 kil. 920 gr. dans la cinquième,

ou une moyenne d'environ 54 kil. 420 gr.

« Cela est probablement bien loin d'être ce que beaucoup d'accoucheurs considèrent comme une force très-grande; mais on peut dire avec raison que, si nous voulons éviter la décapitation, nous nous garderons d'atteindre ce chiffre et nous ne dépasserons pas 45 kil. 350 gr. Cette force mise en usage pendant un temps assez court, si elle ne détermine pas de fortes contusions, et spécialement si elle ne rompt pas la continuité de la surface muqueuse, peut être employée sans danger et à plusieurs reprises pour déterminer l'accouchement. Mais sur ce point il existe pour nous une grande incertitude, due à ce que nous ignorons et quelles pressions les parties génitales de la mère peuvent supporter, et pendant combien de temps cette pression peut être tolérée sans inconvénients.

« Une traction de 45 kil. 350 gr. exercée sur les pieds dépasse de beaucoup l'effort expulsif qui détermine l'accouchement naturel; cette force est à peu près celle qu'on ne peut dépasser sans s'exposer à tuer l'enfant. On sait que certains auteurs ont estimé la force des contractions utérines comme étant de beaucoup supérieure à 45 kil. 350 gr.; mais il a été prouvé que de tels chiffres n'étaient pas plus acceptables que les méthodes à l'aide desquelles ils avaient été obtenus.

« On enseigne que dans la version podalique, lorsqu'il y a rétrécissement du bassin, la force dont l'accoucheur peut faire usage dépasse celle des contractions utérines les plus intenses, et il est intéressant de remarquer que les expériences confirment cette partie de la théorie. En même temps il est nécessaire de bien se pénétrer de cette idée que, si une force supérieure peut être employée dans l'extraction podalique, cette force, loin d'être infinie, est au contraire très-limitée.

« Je suis persuadé qu'un grand nombre d'accoucheurs qui ne sont pas familiarisés avec les recherches faites à l'aide du dynamomètre considéreront la force musculaire dont ils peuvent disposer comme étant beaucoup plus considérable que celle dont il leur est donné de faire usage dans l'extraction podalique, c'est-à-dire comme étant de beaucoup supérieure à 45 kil. 350 gr.

« Sans doute, on a raison de croire que l'on soulèvera facilement un poids de 45 kil. et même un poids double; mais, s'il est très-facile d'enlever un poids de 45 kil., employer cette même force comme force de traction dans un sens déterminé est chose complétement différente et beaucoup moins aisée.

« Il n'est pas un homme, peut-être de force moyenne, qui, penché sur un lit et tirant dans une direction perpendiculaire à celle de son corps, puisse le faire avec une force égale à 45 kil.; et c'est ce qu'un grand nombre essayent de faire, et ce que beaucoup s'imaginent à tort qu'ils peuvent réaliser d'une manière efficace. Il en résulte de nombreux insuccès pour les praticiens qui estiment d'une façon erronée la force de traction qu'ils exercent sur le fœtus, parce qu'il est commun de les voir confondre la totalité de cette force avec celle qui est réellement efficiente comme force de traction; or c'est cette force directe de traction qui doit s'élever à environ 45 kil. 350 gr. — Si on se fait une idée exacte de la grande difficulté qu'il y a à employer une traction égale à 45 kil., excepté quand l'accoucheur est favorablement placé, on comprendra aisément combien il est important de placer la malade dans une position convenable, car l'opérateur doit diriger ses tractions avec habileté et douceur, s'il veut se placer dans les conditions les plus favorables.

« Les expériences précédentes permettent de remarquer que c'est la région cervicale de la colonne vertébrale qui cède invariablement la première, les vertèbres ainsi séparées s'écartant largement l'une de l'autre avant que la totalité du cou ne cède et que la décapitation ne soit effectuée. — Tandis que la colonne vertébrale cédait sous une force qui égalait environ 47 kil. 617 gr., il fallait ajouter environ 6 kil. 800 gr., formant un total de 54 kil. 420 gr., pour produire la décapitation.

« De là il résulte évidemment que la force de traction porte d'abord presque totalement sur la colonne vertébrale; que la résistance à l'extension de tous les tissus du cou n'est pas également et en même temps mise à l'épreuve, et que la colonne vertébrale est plus faible que les parties molles[1]. Lorsque la colonne vertébrale cède, il se produit un

1. L'exactitude de cette appréciation se trouve confirmée par la première expérience de M. Pajot : comme on le verra, le col du fœtus

bruit sec ou une secousse, et immédiatement on constate un allongement du corps du fœtus. L'accoucheur ne peut dès lors manquer d'être instruit de ces deux événements, même s'il ne s'y attendait pas; et ce mode d'avertissement est important pour lui dans la pratique, s'il veut, comme il doit presque toujours le faire, éviter de produire la décollation.

« De ce que la colonne osseuse cède, il n'en résulte pas qu'il doive diminuer la force dont il fait usage, car il peut généralement, non pas toujours, il est vrai, augmenter cette force d'environ 6 kil. 800 gr. sans déterminer la décapitation. Mais ce choc et cette secousse que nous avons signalés l'avertissent nettement qu'il est près d'avoir atteint le *maximum* de force qu'il lui est permis d'employer en tirant sur le corps du fœtus. Il ne peut, quand ils se sont produits, tirer avec une force beaucoup supérieure, même pendant une demi-minute, sans augmenter les chances imminentes de décollation.

« Un autre point est clairement prouvé par ces expériences, c'est celui-ci : un seul membre suffit pour exercer des tractions, du moment qu'on ne considère que la résistance des tissus; et cela peut avoir beaucoup de conséquences pratiques. Dans les expériences que nous avons rapportées, nous attachions toujours notre appareil et ses poids à une seule jambe, juste au-dessus de l'articulation du cou-de-pied. Les tissus étaient protégés par un morceau de cuir qui les enveloppait et les défendait contre l'action de la corde qui soutenait l'appareil, corde qui aurait pu déterminer la section des tissus. On a toujours vu une seule jambe se montrer plus résistante que le cou tout entier. Il est intéressant de remarquer, en ce qui concerne le membre inférieur, que, comme au cou, la colonne osseuse était plus faible que les parties molles. En effet, durant les tractions, on entendit quelques craquements, et on constata par la suite qu'ils étaient dus à la séparation des épiphyses du fémur ou des autres os. Un seul membre fut toujours plus que suffisant pour étudier la résistance du cou. Quels que soient les avantages qui peuvent résulter ou non de la manœuvre de Prague, une chose est certaine, c'est que, en ce qui concerne la résistance des tissus, l'emploi d'une seule jambe est suffisante. Il est vrai que cela

résista pendant une demi-heure à un tiraillement opéré par un poids de 68 kil.; mais, lorsque toutes les parties molles eurent été enlevées par une dissection minutieuse, la tête se sépara brusquement au bout de dix minutes, sous un poids de 30 kil. 500 gr. seulement. Ce qui prouve que, si les vertèbres se séparent sous un poids double lorsque le col est intact et possède tous ses organes, on doit attribuer ce surcroît de résistance à la présence des parties molles.

n'est pas exactement prouvé par les expériences; dans celles-ci le poids qui agissait sur le cou du fœtus était supérieur de tout le poids du corps à celui qui agissait sur le cou-de pied; mais on ne peut tenir compte de cette différence que dans le cas où la traction s'exerce verticalement en bas, ou presque dans ce sens, ce qui n'arrive pas dans la pratique.

« J'ai déjà parlé incidemment de la comparaison entre la force dont on peut faire usage dans la version podalique, en tirant sur l'enfant sans compromettre sa vie, et la force que l'on peut employer en tirant sur lui à l'aide du forceps; tandis que l'on peut déterminer facilement la limite de la traction qui peut être employée dans les cas de version, limite que nous avons fixée à environ 45 kilogr. 350 gr., il n'entre nullement dans nos vues de fixer la limite *maximum* des tractions que l'on peut exercer avec le forceps. C'est, du reste, là un sujet beaucoup plus difficile; mais il est aisé de montrer, et cela de plusieurs façons, que cette dernière peut être beaucoup plus considérable que la première, ce qui, je l'ai déjà dit, est loin d'être une croyance généralement acceptée. J'ai fait sur ce sujet beaucoup d'expériences, mais je n'en parlerai point ici, me contentant de donner quelques preuves facilement appréciables.

« Les efforts que fait l'accoucheur dans l'extraction podalique peuvent amener la décapitation de l'enfant; en d'autres termes, la force dont il peut faire usage dépasse la résistance du fœtus à l'extension. Il est peu d'hommes qui, se plaçant d'une façon avantageuse, ne puissent arriver à appliquer une force de traction égale à 54 kilogr. 420 gr.; mais, si l'on applique un forceps sur une tête de fœtus, au détroit supérieur d'un bassin naturel ou d'un bassin artificiel construit en vue d'expériences, il est possible de tirer avec le forceps de façon à défier les efforts les plus considérables de l'accoucheur le plus vigoureux. .... »

MATHEWS DUNCAN. Trad. de M. le Dr Budin.

Comme nous l'avons déjà dit dans le cours de ce travail, l'idée de Mathews Duncan n'est pas nouvelle, et déjà en 1853 M. Pajot avait entrepris, entre autres, deux expériences dans le but de faire connaître le degré de résistance que la colonne cervicale du fœtus pouvait offrir aux tractions. Nous reproduisons textuellement le compte rendu de l'éminent professeur :

Première expérience tentée dans le but de faire connaître le degré de résistance du col et de la colonne cervicale du fœtus aux tractions exercées suivant l'axe du rachis.

« J'appliquai autour du cou un bandage circulaire formé de bandes de toile contournées sur elles-mêmes, assez large pour ne pas comprimer les parties, mais pas assez cependant pour permettre à la tête d'y pénétrer; je fixai autour de ce lien quatre cordes disposées suivant deux diamètres se croisant à angle droit; ces cordes, réunies en faisceau, permirent de suspendre le fœtus à une barre de bois; je plaçai une autre cravate, semblable à la première, à la partie inférieure du cou; je nouai des cordes tout autour du bandage, et les réunis sous le fœtus pour les fixer au plateau d'une balance; des poids furent posés sur le plateau de manière à exercer des tractions de plus en plus énergiques. Le col résista pendant *une demi-heure* à un tiraillement opéré par un poids de 60 kilogrammes; les parties étaient fortement tendues, mais aucun craquement ne se fit entendre; une mousse sanglante s'échappait par les orifices des fosses nasales; le méconium était rendu avec abondance (le col avait 15 centimètres de circonférence).

« Je retirai les poids et disséquai la colonne cervicale depuis l'occipital jusqu'à la cinquième vertèbre; toutes les parties molles furent enlevées, mais j'épargnai avec soin les tissus ligamenteux. Je replaçai des poids sur le plateau; les articulations intervertébrales résistèrent parfaitement à un poids de 20 kilogrammes; cinq minutes après, on ajouta de nouveaux poids, et au bout de dix minutes la tête se sépara brusquement de la colonne cervicale : 30 kilogrammes et demi se trouvaient alors sur le plateau de la balance. La rupture s'était faite entre les troisième et quatrième vertèbres cervicales.

« Au poids de 30 kilogrammes et demi, il faut ajouter le poids de 1 kilogr. 900 grammes, c'est-à-dire le poids du fœtus moins le poids de la tête, et le poids du plateau et des cordes, 500 grammes ; en tout, 33 kilogrammes. »

Deuxième expérience. — Même but que la précédente.

« Je fixai la tête comme dans l'expérience qui précède, et je fis des tractions successivement croissantes jusqu'à ce que j'atteignisse le chiffre de 75 kilogrammes; les parties résistèrent pendant neuf minutes. Il est probable que l'expérience se serait prolongée indéfiniment, si je n'avais pas ajouté un nombre de poids plus grand. A 78 kilogrammes j'attendis. Des craquements se firent entendre à plusieurs reprises dans la partie supérieure du col; à la quatorzième minute après le début de l'expérience, les parties cédèrent et la tête se trouva séparée du tronc. Les parties molles s'étaient déchirées vers le milieu du col.

« Je disséquai la colonne vertébrale et ne reconnus aucune lésion dans l'articulation des premières vertèbres ; la séparation des pièces osseuses s'était effectuée entre les quatrième et cinquième vertèbres cervicales, au niveau du cartilage intervertébral ; les apophyses ne présentaient aucune fracture. La moelle offrait cette particularité curieuse que sa rupture s'était faite au niveau de la queue de cheval. Elle était restée adhérente à la partie inférieure du bulbe rachidien, et pendait dans une étendue de 15 centimètres. » PAJOT.

Nous voyons, d'après les détails qui précèdent, que les résultats obtenus par l'accoucheur d'Edimbourg et le savant professeur de notre Faculté diffèrent sensiblement : ainsi, tandis que dans les expériences de Duncan, la colonne vertébrale a cédé sous une force de traction de 47 kilogr. 617 gr., les tractions, dans la première expérience de M. Pajot, ont pu atteindre le chiffre de 60 kilogr. sans amener la luxation ; et tandis que la décapitation est survenue, dans les expériences d'Édimbourg, sous une force de traction de 54 kilogr. 420 gr., le cou n'a cédé, dans la deuxième expérience de M. Pajot, que sous un poids de 78 kilogrammes.

Quelle est la cause de cette différence dans les résultats obtenus? C'est que les deux observateurs ne se sont pas placés dans des conditions absolument identiques. Ainsi, on remarquera que, tandis que dans les expériences de Duncan, la tête avait été fixée ou dans une planche de bois dur, percée d'un trou destiné à figurer l'ouverture du détroit supérieur d'un bassin rétréci, ou sur deux barres parallèles également peu élastiques et jusqu'à un certain point dépourvues de flexibilité, M. Pajot passe le cou du fœtus dans un bandage circulaire formé de bandes de toile contournées sur elles-mêmes, et fixe autour de ce lien quatre cordes disposées suivant deux diamètres se croisant à angle droit et qui, réunies en faisceau, permirent de suspendre le fœtus à une barre de bois. En résumé, dans le premier cas, la tête a été fixée sur un plan fixe et dépourvu d'une élasticité appréciable, et dans le second cas la tête a été retenue par des liens élastiques par eux-mêmes et qui empruntaient encore au mode d'agencement adopté par l'expérimentateur un degré plus considérable de souplesse.

Or, le cou du fœtus, lorsque la tête sera fixée sur un plan rigide et inflexible, devra céder sous des tractions moindres que celles qui seront nécessaires pour amener la décapitation, lorsque la tête sera retenue sur des parties qui cèdent sous l'effort, sur des liens doués d'une certaine élasticité. C'est la conséquence de certaines lois de mécanique sur lesquelles nous ne pouvons insister ici ; qu'il nous suffise d'en faire la remarque.

Mais ces détails ont une importance pratique qui n'échappera à personne ; car, grâce aux conditions opposées dans lesquelles se sont placés les deux savants expérimentateurs, grâce encore à la différence entre les résultats obtenus, nous pouvons d'ores et déjà formuler les préceptes suivants :

1° Toutes les fois que la tête sera retenue au détroit supérieur et s'y sera fixée solidement, la force de traction nécessaire au dégagement de cette partie ne devra pas dépasser 45 kilogrammes environ. Au delà de ce chiffre, la colonne cervicale peut céder brusquement; en outre, dans ces conditions, la décapitation peut survenir lorsqu'on aura atteint environ 54 kilogr. 420 gr. (Expériences de Matews Duncan).

2° Toutes les fois, au contraire, que la tête sera retenue, arrêtée, dans l'excavation, par des parties souples et molles telles que brides, tumeurs présentant une certaine souplesse, ou au détroit inférieur par l'orifice rétracté, toutes les fois, en un mot, que la tête sera retenue sur des parties qui céderont plus ou moins sous les tractions, la force déployée pourra dépasser la précédente d'une quantité que nous ne saurions indiquer d'une manière précise, mais qui peut aller jusqu'à plusieurs kilogrammes. (Expériences de M. Pajot.)

Tels sont les enseignements qui nous paraissent résulter des expériences que nous venons de rapporter.

Prophylaxie. — Comme le dit M. Pajot dans son travail, le traitement de ces lésions consiste à les éviter. Nous ne donnerons pas les règles à suivre; nous avons eu maintes fois l'occasion de les signaler dans ce chapitre. Qu'il nous suffise de dire que dans le plus grand nombre des cas, on devra observer le précepte de Mme Lachapelle, souvent invoqué par M. le professeur Pajot : continuité, lenteur, tâtonnements même, et celui de M. Paul Dubois, savoir s'arrêter à temps. Il faudra éviter les secousses brusques[1] et tirer dans l'axe du bassin. En suivant ces préceptes prudents, on arrive parfois, avec de l'adresse, à obtenir ce que la force inconsciente eût vainement cherché, et l'on évite souvent des accidents redoutables, aussi désastreux pour la mère et pour l'enfant, qu'ils sont compromettants pour la réputation de l'accoucheur. C'est ainsi que M. Pajot, dans un cas signalé par lui (thèse citée), a pu retirer du bassin d'une femme, un enfant qui pendait depuis quatre heures entre ses jambes, et dont les efforts de l'accoucheur et de la sage-femme avaient luxé le col.

1. Dans une traction brusque, toutes les forces d'élasticité que peut développer le corps qui est soumis à la traction, n'ont pas le temps de se développer; celles qui résistent à la traction sont en petit nombre; par suite elles peuvent ne pas faire équilibre à une traction même faible — c'est ce qu'en mécanique on a appelé surprise de la matière.

Voici cette observation intéressante. Nous la donnons tout entière, car elle nous paraît résumer toute la prophylaxie des lésions qui nous occupent.

Observation (Pajot p. 105). Présentation de l'extrémité pelvienne.— Arrêt de la tête. — Tentatives de dégagement infructueuses par accoucheur et sage-femme. — Lésions de la colonne vertébrale. — Extraction par M. Pajot.

J'ai extrait le 7 avril 1851, en présence de M. Orfila neveu et de trois élèves, la tête d'un enfant très-volumineux dont le tronc pendait depuis près de quatre heures entre les jambes d'une femme accouchée déjà plusieurs fois. L'accoucheur et la sage-femme qui l'avaient assistée avaient fait un grand nombre de tentatives pour dégager cette tête sans pouvoir y parvenir. Je suivis d'abord le conseil donné par *Levret*. Cet accoucheur recommandait, dans des cas semblables, de ne pas toucher au fœtus avant d'avoir examiné l'état de la région cervicale, afin qu'on ne pût vous accuser des désordres que vous n'avez pas produits. *La colonne vertébrale tenait encore*. Je fis placer la femme en travers de son lit; un aide releva le tronc et les deux bras, qui étaient dégagés, sur le ventre de la mère, et après avoir cherché à refouler un peu la tête, j'introduisis profondément la main gauche, et je parvins à atteindre la bouche. J'attirai le menton lentement en bas, et repoussant l'occiput avec l'indicateur; et le médius de la main droite, je sentis, après quelques efforts la partie s'engager dans l'excavation; je dis à la femme de pousser et la tête fut dégagée en moins d'une minute. Les parents et le confrère lui-même, s'imaginant que cette opération n'avait pu être achevée qu'à l'aide de la force, crurent devoir me féliciter sur la vigueur de mon poignet!

Lésions du tronc (thorax, abdomen, pelvis).

Les lésions du tronc ne nous arrêteront qu'un instant.

La colonne vertébrale peut se trouver intéressée, non-seulement dans ses vertèbres cervicales, mais encore dans ses vertèbres thoraciques. Ainsi, sur huit cas de lésions vertébrales cités dans les tableaux de Carl Ruge, nous trouvons que quatre fois les ruptures ont porté sur les vertèbres dorsales; et quelque surprenante que soit cette proportion, nous ne pouvons que nous incliner devant ces faits tout en rendant hommage à la vigueur de nos voisins[1].

Le même article signale encore des lésions du grand pectoral et du grand dorsal. Toutes ces lésions se produisent dans les mêmes circonstances que nous avons étudiées à propos des lésions des vertèbres cervicales et du sterno-cleido-mastoïdien. Comme nous ne pourrions que répéter ici ce qui a été dit précédemment, nous passerons outre.

Il existe un genre de lésions dont Carl Ruge dit quelques mots et que nous n'avons vu signalées nulle part. Ce sont les épanchements de sang dans les cavités du corps et principalement dans la cavité abdominale. Ainsi, sur soixante-quatre accouchements par le siége, cités par l'auil se produisit dix fois des épanchements ; une fois dans les muscles du cou, une fois dans les muscles de la poitrine et huit fois dans la cavité abdominale. D'après l'auteur allemand, ces épanchements proviendraient de la rupture d'un épanchement sanguin « qui se serait fait au-dessous

1. M. Pajot (*loc. cit.* p. 107) admet encore la possibilité de la rupture de la colonne vertébrale au niveau des vertèbres dorsales : « Dans les extractions difficiles où l'on s'efforçerait de faire éprouver au fœtus un mouvement de rotation destiné à ramener le dos vers une des cavités cotyloïdes, dans les cas rares où ce dos aurait de la tendance à se porter en arrière. Si, ajoute-t-il, la portion supérieure du fœtus étant fortement fixée par la matrice dans laquelle elle est encore contenue, on imprimait aux régions sorties une rotation brusque, se passant tout entière dans un point limité de la colonne vertébrale, il y aurait grand risque de la briser, et même de déchirer quelques-uns des organes qui sont contenus dans les cavités. — La méthode de Smellié ne devra donc jamais être mise en usage. Selon cet auteur, il faudrait « tourner le tronc d'un quart plus loin que l'endroit où il faut fixer la tête .» — Il veut qu'on suive le conseil de Mme Lachapelle qui recommande dès que les jambes sont dehors, de diriger convenablement les hanches, et, une fois celles-ci sorties, de tirer directement en bas, en suivant leur tendance naturelle et en interrogeant la nature.

de la capsule du foie et de la capsule des reins transformés en poche sanguine, accident qui, causé par la présentation de l'extrémité pelvienne, se serait aggravé par l'extraction. » D'autres épanchements peuvent se faire encore dans les autres cavités du corps : dans la cavité crânienne, après la déchirure des sinus; les épanchements rétro-pleuraux, après les ruptures de la colonne vertébrale; dans les plèvres, etc. Ces épanchements peuvent mettre la vie de l'enfant en péril ; de là leur importance. Leur étude n'a pas encore été faite, et les observations de Carl Ruge ne donnent pas assez de détails pour qu'il soit possible d'en tracer l'histoire.

M. Pajot admet la possibilité de fractures de côtes survenant pendant les efforts d'extraction ou par suite de l'introduction de la main dans un utérus trop rétracté ; nous n'en connaissons pas d'observations.

L'éminent professeur signale encore la contusion des viscères abdominaux et du foie en particulier, comme une conséquence des manœuvres de la version : introduction de la main dans un utérus rétracté, pressions nécessitées par le troisième temps de la version. Pour les éviter : faire porter autant que possible la pression modérée de la main sur la paroi de la matrice. Rien ne s'oppose à ce que, dans la plupart des cas, on longe le plan dorsal du fœtus; et si le cas est grave, faire comme on peut ; enfin, suivre le précepte de M. Paul Dubois, portez votre main dans le fond de la matrice et là orientez-vous.

Parmi les accidents dont le pelvis peut être le siége, nous devons mentionner le décollement de la symphyse sacro-iliaque dont les tableaux de Carl Ruge signalent trois cas (n°s 29, 33, 39) qui se sont produits pendant la version. M. Pajot n'en connaît pas d'exemple. C'est à la suite d'une extraction difficile avec tiraillements violents qu'on peut les observer. Carl Ruge fait remarquer avec raison les conséquences fâcheuses que de pareilles déformations peuvent entraîner pour les enfants du sexe féminin surtout. Elles peuvent donner lieu à des rétrécissements qui chez les femmes auront des résultats désastreux plus tard, quand elles viendront à accoucher à leur tour.

Outre ces accidents, il en existe d'autres qui sont plus fréquents et que l'on observe surtout chez les enfants venus au monde par l'extrémité pelvienne à la suite d'un travail laborieux. M. Pajot les signale dans sa thèse et cite le passage suivant de Mauriceau : « Quelquefois les enfants ont le scrotum fort enflé, ce qui peut arriver, soit pour des eaux qui sont contenues en ses membranes, soit pour avoir été contus et maniés trop rudement par le chirurgien ou par la sage-femme dans l'accouchement. »

Mon ami M. Fourestié, interne de l'hôpital Cochin, m'a communiqué une observation très-intéressante d'infiltration et de gonflement du scrotum, qui se produisit pendant un accouchement long et pénible. J'en détache les détails qui se rapportent à mon sujet.

Rabbée, Augustine, dix-neuf ans, primipare, d'une robuste constitution; début du travail le sept mars et rupture de la poche des eaux.

Le huit mars, orifice du diamètre d'une pièce de 5 francs.

S. I. G. A. Dilatation complète à une heure.

A trois heures, le scrotum apparaît hors de la vulve, tendu, violacé, et laissant exsuder du liquide à chaque contraction utérine. Il représente à peu près le volume du poing d'un adulte ; la verge, tendue, infiltrée est de la grosseur du pouce.

L'accouchement ne peut se terminer qu'après des manœuvres prolongées et très-pénibles.

L'œdème disparaît assez rapidement sans laisser de traces.

Ici, les eaux s'étaient écoulées prématurément; le périnée offrait une grande résistance. L'accouchement a été long et des plus laborieux. On comprendra qu'à un degré plus avancé et avec un travail plus prolongé, ce gonflement eût pu se terminer par la gangrène de la partie.

Lorsqu'il n'existe qu'une simple infiltration de ces organes, la lésion n'est pas grave et les phénomènes qui la constituent se dissipent rapidement. Mais il est bon d'être prévenu de leur benignité dans les cas légers, car ces accidents doivent impressionner très-vivement les personnes inexpérimentées qui en sont les témoins, et qui ont besoin d'être rassurées sur les suites.

CHAPITRE IV.

LÉSIONS DES MEMBRES.

Comme nous avons eu soin de le dire au début de ce travail, nous n'avons pas l'intention de présenter l'étude complète des lésions que le fœtus est susceptible d'éprouver pendant un accouchement par le siége.

Nous examinons ces accidents à un point de vue particulier et nous ne faisons que passer en revue les lésions que l'on rencontre dans ce genre d'accouchement. Nous n'avons pas la prétention de donner à une simple thèse les allures d'un traité, car il faudrait un véritable traité pour épuiser tout ce qu'il y aurait à dire sur cette question si vaste, l'étude des lésions de chaque région en particulier pouvant faire l'objet d'un travail spécial.

Aussi, pour ce qui concerne les lésions des membres, nous ne parlerons que des principales; et pour quelques-unes dont l'étude est faite, nous renverrons aux auteurs qui s'en sont occupés.

C'est ainsi que pour ce qui concerne le membre supérieur, nous aurons à présenter quelques considérations sur les paralysies causées par les manœuvres de l'accouchement et étudiées tout récemment avec le plus grand soin par M. le docteur Nadaud (Nadaud, thèse de Paris, 1872), qui s'est fait, sur certains points, l'interprète de Duchenne de Boulogne sur cette question [1].

Ayant eu nous-même, dans le courant de l'année dernière, l'occasion de recueillir, de la bouche de ce savant regretté, certaines appréciations concernant les paralysies dues aux luxations sous-épineuses, nous en parlerons avec quelques détails et nous produirons quelques observations inédites que ce savant avait bien voulu nous communiquer. Elles offrent un très-grand intérêt au point de vue de la pathogénie, du pronostic et du traitement.

Nous avons pu rencontrer aussi quelques observations de fractures de la clavicule; nous en dirons quelques mots.

Les fractures de l'humérus et celles du fémur nous occuperont aussi un instant : telle sera la division de ce chapitre.

I. *Lésions des membres thoraciques.* — Parmi les lésions que l'on rencontre assez fréquemment sur les membres thoraciques, à la suite des manœuvres de la version ou après l'extraction dans les présentations de l'extrémité pelvienne, nous devons signaler les paralysies.

Ces paralysies sont dues, soit aux tractions exercées sur le tronc du fœtus, les bras étant relevés et retenus dans le bassin, soit à la pression que le doigt exerce sur le plexus brachial lorsque l'opérateur explore le creux de l'aisselle dans les présentations de l'épaule, soit lorsqu'il repousse en haut les épaules en exerçant des pressions plus ou moins violentes sur le plexus, pour faciliter le dégagement du pelvis, dans le refoulement, en un mot.

1. Déjà Duchenne de Boulogne avait avancé quelques opinions personnelles sur ce sujet dans son *Traité de l'électrisation localisée.*

Enfin, M. Tarnier a signalé la possibilité de ces paralysies, lorsque l'accoucheur, pour dégager la tête, appuie ses doigts en fourche sur le col et exerce de vives tractions avec pressions plus ou moins considérables sur le plexus. La compression qui résulte de cette manœuvre suffirait à elle seule, d'après ce savant accoucheur, pour expliquer un grand nombre de ces paralysies. Celles-ci pourraient encore se produire dans la manœuvre connue en Allemagne sous le nom de manœuvre de Prague.

Ces lésions, qui résultent des tiraillements ou des pressions subies par les nerfs, n'ont pas, d'ordinaire, une gravité très-grande, surtout si le traitement est institué de bonne heure. Les mouvements, dans les cas légers, reviennent au bout de peu de temps. On trouvera dans la thèse de doctorat de M. Nadaud (loc. cit.) une assez bonne description de ces affections. Il les décrit sous la désignation de paralysies obstétricales causées par des manœuvres pendant l'accouchement. Mais le genre de paralysie le plus intéressant est, sans contredit, celui qui survient à la suite de la luxation sous-épineuse due aux manœuvres de l'extraction.

Luxations sous-épineuses. — La luxation scapulo-humérale a été signalée par M. Nadaud (thèse citée), et encore semble-t-il la confondre avec la paralysie obstétricale simple dans une description commune. Il n'en rapporte qu'un seul cas qui lui a été communiqué par Duchenne de Boulogne. On trouve, en revanche, dans sa thèse, un grand nombre d'observations qu'il donne comme des cas de paralysie simple et dont quelques-unes pourraient bien être dues à la luxation.

M. le professeur Pajot, dans sa thèse d'agrégation, dit à peine quelques mots sur cette lésion. Depuis cette époque, Duchenne de Boulogne s'est occupé de cette question. Il a eu l'occasion d'observer des cas nombreux, et c'est à son obligeance que nous devons la plupart des observations qui vont suivre, ainsi que les détails qui les accompagnent.

L'observation suivante est de Smellie (*Traite d'accouchements*, p. 54, t. III) :

Obs. VIII. — Luxation de l'épaule dans la version.

Il y a déjà quelques années que, pratiquant beaucoup en Écosse, j'accouchai une femme en tournant l'enfant et le tirant par les pieds. La mère et l'enfant paraissaient être fort bien. Quelques mois après, le père vint me voir et me dit que sa petite était en embonpoint et assez forte, mais qu'elle ne pouvait exercer aucun mouvement avec l'un de ses bras. Comme il demeurait à plusieurs milles de distance, je lui promis de l'aller voir à la première occasion. Je trouvai alors que l'épaule avait été disloquée dans le temps de l'accouchement J'essayai plusieurs fois de la réduire, mais sans succès. Cet accident fut la *suite de ma négligence à l'examiner après l'avoir délivrée*. Car alors je l'aurais remise avec beaucoup de facilité. Cette luxation est la seule qui me soit arrivée dans ma pratique lorsque j'ai tiré les enfants en vie.

Et combien de praticiens qui ont, comme Smellie, négligé d'examiner les enfants après la naissance et qui plus tard, appelés à se prononcer sur la nature de cette paralysie, en ont méconnu la véritable origine! Les observations suivantes renferment des détails féconds en enseignements.

Obs. IX. Due à l'obligeance de Duchenne de Boulogne. — Présentation de l'extrémité pelvienne, accouchement difficile. — Luxation sous-acromiale réduite. — Application d'un appareil. — Faradisation. — Commencement de guérison. — Traitement suspendu avant guérison complète (juin 1875).

Enfant de sept mois, Pierre Lacour, rue des Arts, 42, Levallois-Perret.

Mère accouchée à l'hôpital des cliniques par M. Depaul, enfant venu par le siége. A la suite, paralysie à gauche, du deltoïde, des fléchisseurs de l'avant-bras sur le bras, et du sous-épineux. Par le fait de la paralysie de ce dernier muscle, il y avait une contracture du sous-scapulaire, et par suite une rotation en dedans ; le coude était éloigné du corps, la main en pronation ; pas de contractilité électrique appréciable.

Il existait, en outre, une luxation sous-acromiale, réduite immédiatement, et ce fut après la réduction que les phénomènes signalés plus haut furent constatés.

Pour maintenir la réduction, on imagina un appareil fort simple qui maintenait l'humérus dans la rotation en dehors et le coude rapproché du corps.

Lorsque le membre n'était pas retenu dans cette position, la luxation se reproduisait.

Traitement commencé au bout de trois semaines par la faradisation localisée de tous les muscles paralysées, avec intermittences lentes et sans douleur. Après dix séances environ, le mouvement de flexion de l'avant-bras sur le bras revint progressivement, puis, l'élévation du bras ; mais la mère ne se présenta plus à ma clinique et il m'a été impossible de constater si la guérison était complète.

Obs. X. — Paralysie observée chez un enfant de sept ans. — Subluxation, sensibilité extrême de l'articulation scapulo-humérale disparaissant par le traitement. (Communiquée par Duchenne de Boulogne, juin 1875).

Les parents rapportent qu'en naissant, il s'est présenté par l'extrémité pelvienne.

Cet enfant présentait tous les signes d'une subluxation, dont les signes seront donnés plus loin.

Accouchement long ; extraction laborieuse opérée par sage-femme.

Après l'extraction, les deux bras étaient complétement immobiles ; mais les mouvements sont revenus peu à peu du côté gauche.

Quand l'enfant nous fut présenté, nous reconnûmes une atrophie de tous les muscles du membre supérieur, qui est moins long au moins d'un quart que celui du côté opposé. Rotation en dedans du bras par la contracture du sous-scapulaire, écartement du coude en dehors et pronation forcée de la main.

Traitement par la faradisation localisée.

A l'exploration électro-musculaire, les muscles fléchisseurs de l'avant-bras se contractent parfaitement, les fléchineurs profonds principalement. Pas de réaction à la région postérieure de l'avant-bras, ni à la main. Il est à noter que le membre était d'un froid glacial, et que la couleur de la main et d'une partie de l'avant-bras était légèrement violacée. Aucune veine n'était apparente. La main et les bras offrent un aspect bouffi, dû à l'abondance du tissu cellulo-graisseux sous-cutané. Ils ne conservent pas l'impression du doigt; l'artère radiale est plus petite que celle du côté opposé. En outre, l'articulation scapulo-humérale est extrêmement sensible, et l'enfant redoute le moindre mouvement imprimé au membre. La roideur de cette articulation était extrême, excepté dans la rotation en dedans. Je lui fis cependant exécuter quelques mouvements doux et modérés dont j'augmentai peu à peu l'étendue, et par ces manœuvres progressives en quelques jours la sensibilité eut disparu. (Duchenne de Boulogne).

Obs. XI. — Présentation du siége décomplétée. — Tractions, les bras étant péfléchis. — Paralysie dés deux côtés, plus prononcée à gauche. — Traitement. — Appareil. — Amélioration.

2 juillet 1875.

Mlle Leduc est née le 17 février 1873. L'enfant s'était présenté par les pieds ; l'accoucheur, ne le croyant plus vivant, l'a extrait en tirant vivement sur les membres inférieurs et sans dégager méthodiquement les bras. Cependant, l'enfant, quoique un peu cyanosé, fit entendre un cri après sa naissance; après quelques frictions, la respiration s'établit normalement ; il a été emmaillotté, et ce n'est que le lendemain qu'on s'aperçut que les bras restaient immobiles. — L'accoucheur consulté a rassuré la famille, tout en reconnaissant que l'immobilité des bras était due aux tractions exercées sur les membres inférieurs ; il a déclaré qu'il n'y avait aucune crainte à avoir, et que l'enfant guérirait complétement.

La paralysie persistant, un médecin de Valenciennes fut appelé, qui pensa que cette paralysie devait guérir avec le temps, et qu'il n'y avait rien à faire.

L'enfant avait trois mois lorsqu'un nouveau médecin fut consulté : la mère lui ayant dit qu'elle croyait sentir quelque chose de particulier à l'épaule gauche et que celle-ci était démise, le médecin affirma que l'articulation était saine, et que la paralysie guérirait d'elle-même.

Du côté droit, les mouvements des doigts ont commencé à revenir quelques jours après la naissance, et peu à peu ils se sont rétablis dans le membre entier, de telle sorte que vers l'âge de sept mois le membre droit paraissait guéri.

Mais à gauche la paralysie persistait : les mouvements du bras sur l'épaule, les mouvements d'élévation, étaient difficiles et ne se faisaient pas normalement. Il n'existait que quelques mouvements très-limités et très-faibles de l'index et du médius et un petit mouvement de latéralité de la main en dedans ou d'adduction.

Vers l'âge de dix-huit mois (toujours du côté du membre supérieur gauche), léger mouvement de flexion, de l'avant-bras et d'élévation du bras. En même temps, le membre s'est atrophié en masse, principalement l'avant-bras et la main. Abaissement de la température, peau violacée. — Le 24 juin, la famille s'est décidée à venir à Paris pour connaître mon opinion. — Je dois ajouter qu'à cette époque l'enfant avait été électrisé pendant trois ou quatre mois sans résultat appréciable.

Le jour où l'enfant me fut présenté, je constatai :

1° Que des deux côtés, lorsque les membres tombaient le long du corps, les coudes étaient éloignés du tronc, l'humérus étant en rotation en dedans. *A droite*, il était facile de l'appliquer contre le tronc, et cela avec un effort peu considérable ; si l'on essayait de porter l'humérus dans la rotation en dehors, cette manœuvre nécessitait un effort assez grand, *mais à gauche*, ces mouvements communiqués n'étaient obtenus qu'avec la plus grande difficulté. Il existait là un certain degré d'irréductibilité qui ne pouvait être vaincue qu'en procédant d'une certaine manière.

2° Que du côté gauche, en arrière et au-dessous de l'acromion, la tête de l'humérus faisait une saillie, tandis qu'en avant de l'acromion il y avait une dépression.

3° Qu'à gauche, l'avant-bras et la main étaient considérablement atrophiés ; que les mouvements de la main et des doigts étaient presque complétement abolis. Il n'existait qu'une légère flexion de l'index et du medius pendant les efforts ; que la main était en pronation forcée, et que la flexion de l'avant-bras sur le bras s'opérait avec une grande faiblesse.

4° Qu'*à droite*, les mouvements d'élévation du bras sur l'épaule étaient très-limités quoiqu'ils se fissent avec force ; le bras restait alors en rotation forcée en dedans. Il en résultait que l'enfant ne pouvait présenter à la face que le dos de sa main.

5° Toutes les fois qu'à gauche on réduisait la luxation, on entendait un petit bruit sec : ce bruit se produisait au moment où la tête humérale quittait le sourcil glénoïdien.

M. Richet, appelé en consultation constata avec moi tous les phénomènes que nous venons de retracer.

La faradisation a été appliquée sur les muscles du membre supérieur gauche, la réduction du bras dans l'articulation scapulo-humérale ayant pu être opérée de façon que la tête était rentrée complétement dans la cavité glénoïde. La réduction a été maintenue à l'aide d'un appareil approprié. Cet appareil consistait en une petite gouttière recevant le bras dans la flexion, tenant l'avant-bras dans la flexion et la main en supination. Une courroie attachée à l'appareil fixait tout le système et le membre lui-même à une ceinture. La rotation du bras en dehors (supination) était augmentée graduellement, ainsi que le rapprochement entre le bras et le tronc, de manière à vaincre la contracture du sous-scapulaire (c'est le seul moyen à employer dans des cas de cette nature; c'est le seul qui produit des résultats satisfaisants) (Duchenne de Boulogne).

Dans ses communications verbales, M. Duchenne ajoutait : « J'espère qu'après un certain temps la cavité glénoïde déformée reviendra à son état normal, et que la luxation en arrière ne se reproduira plus. Quant à la paralysie atrophique, elle paraît incurable, mais si la réduction peut être maintenue, le membre supérieur droit pourra encore rendre quelques services. »

Obs. XII, due à l'obligeance de M. le Dr Chrysophis, assistant de M. Duchenne de Boulogne.— Présentation de l'épaule.— Version. — Manœuvres intempestives et imprudentes. — Lésions graves, caractérisées par une paralysie complète des muscles du bras et de l'épaule des deux côtés, avec subluxation en arrière des deux têtes humérales. — Appareil spécial. — Faradisation localisée. — Amélioration, mais guérison complète considérée comme impossible.

L'enfant nous a été présenté à l'âge de dix mois. Les parents, interrogés, donnent des détails tendant à nous faire supposer que des manœuvres violentes et intempestives ont été pratiquées pendant l'extraction.

Nous avons constaté les phénomènes suivants : Paralysie double des deltoïdes avec atrophie complète de ces muscles; paralysie avec atrophie des deux côtés, du biceps, beaucoup plus prononcée cependant à gauche qu'à droite. Les deux triceps sont paralysés, mais on constate cependant encore la présence de leurs fibres; elles ne répondent pas à l'excitation électrique. Paralysie et atrophie des muscles sus et sous-épineux et petit rond. Conservation de tous les muscles de l'avant-bras, conservation de la sensibilité, sauf à la région deltoïdienne, où elle existe à peine.

La contracture des deux sous-scapulaires détermine la rotation en dedans des deux humérus avec subluxation de la tête des deux os parallèles sur le bord postérieur de la cavité glénoïdienne. En même temps que les deux mains sont amenées dans la pronation, les deux bras pendent le long du corps. Les doigts exécutent tous les mouvements, mais ceux-ci ne sont pas assez énergiques pour que l'enfant puisse s'en servir.

Traitement : Application de courants faradiques à intermittences lentes (courants de la première hélice) durant cinq à dix minutes, trois fois par semaine. Après deux mois de ce traitement, application de courants continus d'intensité moyenne pendant cinq minutes, et répétée deux fois par semaine.

Nous appliquons ensuite un appareil dont voici la description :

Nous avons pris un bandage en cuir, formant une demi-gouttière d'environ 2 millimètres d'épaisseur destinée à s'appliquer contre la partie postéro-externe du bras. Une seconde gouttière venait s'appliquer contre la partie postérieure de l'avant-bras, de manière à constituer une gouttière inférieure. La gouttière supérieure était réunie à l'inférieure par deux tiges plates en acier, allant former au niveau de l'articulation du coude une charnière destinée à permettre les mouvements d'extension et de flexion de l'avant-bras sur le bras. La partie antérieure du membre était protégée et retenue par un manchon très-simple en peau de gants, lequel, après avoir tapissé la face interne de la gouttière, venait déborder les bords de cette dernière, et se réunir à la partie antérieure du membre à l'aide d'nn lacet, qui permettait de serrer à volonté, comme on fait d'un corset. Ce manchon permettait d'exercer une pression douce sur toute la surface du membre, et empêchait le glissement de la gouttière selon l'axe du bras, ce qui permettait d'amener la rotation de l'humérus en dehors et de l'y maintenir de la manière que nous l'expliquerons plus bas.

La gouttière venait se perdre en haut et en arrière de la région deltoïdienne, en formant à ce niveau une sorte de capuchon comprenant dans son épaisseur une petite pelote destinée à s'appliquer contre la partie postérieure de l'articulation, de manière à maintenir la réduction de la tête humérale. Sur le bord du capuchon venait s'attacher une bande de peau de gants très-fine, qui allait se réunir au niveau de la colonne vertébrale, avec celle du côté opposé, au moyen d'un lacet, de manière à les rendre connexes.

Le but de l'appareil était celui-ci : serrer fortement le lacet, de manière à amener la rotation de l'humérus en dehors et à contre-balancer ainsi l'action du sous-scapulaire. Pour empêcher, en outre, l'enfant de garder les avant-bras dans l'extension et dirigés verticalement en bas, on a attaché deux petits élastiques sur le bord de chacune des deux gouttières inférieure et supérieure, de manière à mainteuir l'avant-bras en demi-flexion sur le bras.

Résultat du traitement : Amélioration caractérisée par l'augmentation du muscle triceps des deux côtés, du biceps du côté droit ; mais nous n'avons pas pu obtenir d'amélioration du côté des deltoïdes. Ces muscles étaient presque complétement atrophiés. Toutefois, avec le temps, il pourrait se faire que quelques-unes de leurs fibres vinssent à se développer.

Le petit malade peut encore, grâce aux élastiques, déterminer une légère flexion de l'avant-bras sur le bras.

Obs. XIII, due à l'obligeance de M. le Dr Pinard. — Bassin normal. — Version. — Extraction difficile. — Redressement des bras. — Dégagement du bras antérieur, le premier. — Introduction de l'index dans la bouche. — Paralysie persistante des membres supérieurs. — Érosions de la muqueuse buccale.

Femme X, âgée de 31 ans, arrivée sans accidents au terme de sa troisième grossesse. Début du travail, le matin à neuf heures; rupture des membranes, à onze heures. La sage-femme chez qui elle s'était rendue l'envoie à l'hôpital des cliniques, où elle arrive vers trois heures du soir. A quatre heures, M. le professeur Depaul pratique la version.

L'évolution se fait assez rapidement; mais l'extraction présente quelques dificultés, en raison du *volume de l'enfant*. De plus, les deux bras s'étaient redressés directement sur les côtés de la tête.

Le bras antérieur, contrairement à ce qui se passe habituellement fut dégagé le premier; ensuite, le postérieur fut dégagé à son tour.

Quant à la tête, il suffit d'introduire l'index de la main gauche dans la bouche, d'accrocher le maxillaire inférieur, et de presser avec deux doigts de la main droite sur l'occiput pour faire basculer la tige occipito-mentonnière, et le dégagement eut lieu.

L'enfant, du sexe masculin, respira bientôt et ne présenta aucune lésion apparente. Il pèse 4000 grammes.

Le lendemain, on s'aperçut que les bras restaient inertes. La paralysie ne portait que sur le bras, car les mouvements étaient normaux aux avant-bras, aux mains et aux doigts.

De plus, l'enfant ne pouvait teter; dès qu'il essayait de prendre le sein, il criait et ne pouvait exercer aucun mouvement de succion.

On reconnut alors l'existence de quelques éraillures de la muqueuse buccale au niveau du frein de la langue, éraillures causées par la pression exercée par l'index dans le mouvement de dégagement.

Dès le second jour la succion fut possible, mais la paralysie persista. *Les troubles intéressaient seulement la motilité, la sensibilité étant conservée.*

Le dixième jour, la mère et l'enfant quittaient le service pour aller chez M. Duchenne. Il y avait atrophie des muscles des bras. L'état général était très-bon.

Après un accouchement, et surtout un accouchement par l'extrémité pelvienne ou une version, lorsque des manœuvresviolentes ont été exercées, lorsque les membres supérieurs relevés au-dessus de la tête, ont nécessité le dégagement, lorsque surtout les bras restant défléchis, l'accoucheur a exercé, pour solliciter le dégagement, des tractions énergiques, on ne doit jamais manquer d'explorer les articulations du fœtus pour en constater l'état.

Il peut arriver, en effet, que si on se contente d'un examen superficiel, il peut se faire, dis-je, que des lésions telles qu'une luxation, une lésion du plexus, passent inaperçues; car rien n'est difficile comme de constater l'état des membres chez un enfant nouveau-né, dont les mouvements sont naturellement très-limités, peu énergiques, empreints, même chez ceux qui sont bien portants, d'une certaine gêne qui pourrait, chez un esprit prévenu, faire naître l'idée de lésions, alors qu'il n'en existe pas, et qui pourrait les faire méconnaître, alors qu'elles existent.

Dans un grand nombre de cas, il faut avoir une grande habitude de voir ces petits êtres, pour reconnaître à la simple inspection, ou après un examen trop souvent superficiel, que les membres ne jouissent pas de leurs mouvements normaux; et, dans la plupart des cas, ce n'est qu'après un examen sérieux et approfondi que l'on pourra faire son diagnostic.

Combien d'accoucheurs qui, après la naissance de l'enfant, ont méconnu ces lésions et ont mal interprété, tant au point de vue du diagnostic qu'au point de vue du pronostic, les phénomènes et les symptômes qu'ils avaient sous les yeux!

Selon Duchenne de Boulogue, rien n'est plus facile que de faire sur ce chapitre des erreurs d'interprétation; souvent même la question pathogénique et la question anatomo-pathologique ont donné lieu à des erreurs. Dans des entretiens où nous avons eu l'honneur de recueillir bien des faits précieux et des interprétations ingénieuses, ce savant s'exprimait ainsi : « Tous ces faits offrent le plus grand intérêt, mais ils ont été méconnus jusqu'ici ou mal interprétés. Rien n'est, du reste, plus facile que de commettre en pareille matière des erreurs de diagnostic. Tous les médecins qui ont eu à observer des cas de cette nature ont rangé ces lésions dans la classe des paralysies obstétricales. Toute paralysie survenant chez un enfant nouveau-né, toute paralysie que l'on constate à la naissance, est désignée sous ce nom commun et commode.

« On n'a pas cherché la lésion fondamentale qui, dans la plupart des cas, et surtout dans les paralysies graves, a produit l'impuissance du membre.

« Pour moi, il s'est produit une subluxation de l'articulation scapulo-humérale; la tête de l'humérus a quitté la cavité glénoïde de l'omoplate, et s'est portée en arrière, du côté de la région sous-épineuse.

« Si on laisse subsister la luxation, si elle n'est pas réduite, pendant quelque temps des mouvements, mais très-limités, persistent dans l'articulation; le rebord de la cavité glénoïde, le sourcil glénoïdien, en un mot, s'use sous la pression et les légers frottements de la tête humérale, et il se forme une fausse articulation. Pendant ce temps les plexus sont tiraillés, ce qui amène la paralysie des muscles qu'ils commandent; et comme les lésions articulaires produisent des contractures réflexes dans le voisinage de ces articulations, on a une attitude vicieuse du membre, attitude qu'il est bien difficile de corriger. Les muscles qui ne fonctionnent plus s'atrophient, et la tête de l'humérus s'immobilise dans la nouvelle cavité; une ankylose survient, et le membre devient non-seulement inutile, mais encore une sorte d'appendice inerte et gênant. »

Comme on le voit, le pronostic est grave si l'on n'intervient pas, moins grave si l'on intervient à temps. Dans le cas où l'on attendrait trop longtemps, l'atrophie peut être si avancée, la lésion nerveuse peut être telle, que l'on n'aboutira qu'après un temps très-long à améliorer le sujet. Ce retard que l'on apporte à la réduction constitue même souvent plus qu'une difficulté, une véritable impossibilité ; car alors les muscles sont atrophiés, l'ankylose est constituée ; et ce ne serait qu'en faisant courir à l'enfant de grands dangers qu'on tenterait de rompre les adhérences ; et même, pût-on le faire sans péril, les muscles, dans l'état d'atrophie où ils seraient parvenus, ne pourraient plus produire de mouvements, ou tout au moins seraient-ils d'une faiblesse extrême.

Pour les symptômes, voir les observations precédentes.

Traitement. 1° Réduction aussi prompte que possible de la luxation ;

2° Application d'un appareil prothétique approprié, et dont on trouvera la description dans les observations de Duchenne de Boulogne ;

3° Puis, quand la lésion articulaire n'existe plus, et qu'elle n'a pas de tendances à se reproduire, on imprime de petits mouvements à l'articulation et au membre tout entier, pour éviter l'ankylose ; dans le cas où les muscles auraient subi, pendant cette longue inaction (ce qui arrive presque toujours), un commencement de dégénérescence et d'atrophie, il faudrait les traiter par la faradisation localisée, avec intermittences lentes et sans douleur. (Voir pour plus de détails les observations qui précèdent).

Fractures de la clavicule. — Les fractures de la clavicule sont moins fréquentes que celles de l'humérus. M. le professeur Depaul a pu traverser sa longue pratique sans en rencontrer d'autres que celle qui fait l'objet de l'observation suivante. (Voy. obs. XIV.)

Les tableaux de Carl Ruge en signalent cependant six cas sur soixante-quatre accouchements par le siége, se partageant à peu près entre les proportions normales et anormales du bassin, ce qui tendrait à prouver que ces fractures sont moins rares en Allemagne qu'en France. On trouve sur six cas, trois bassins rétrécis, deux normaux, un inconnu; trois enfants normaux, 3537 grammes; un pèse 3900; un 3800, un inconnu. Sur les quatre cas que nous avons pu réunir, nous trouvons trois bassins viciés, un inconnu. Somme toute, nous croyons que les vices de conformation du bassin jouent le plus grand rôle dans la production de cette fracture. En parcourant les observations suivantes, on verra sous quelles influences les lésions peuvent survenir.

Obs. XIV. (Personnelle, recueillie à l'hôpital des cliniques.) — **Bassin vicié par le rachitisme. — Présentation de l'extrémité pelvienne. — Accouchement provoqué avant terme. — Travail long ayant nécessité l'intervention. Fracture de la clavicule droite.**

Femme Courtois, vingt-neuf ans, cartonnière, bonne santé antérieure, couchée au n° 23, n'a marché que fort tard; bassin vicié par le rachitisme. Diamètre antéro-postérieur mesurant huit centimètres et demi, réglée à dix-sept ans irrégulièrement, est accouchée une première fois il y a treize ans d'un garçon à sept mois et demi. Dernière apparition des règles le 15 août 1874. Entrée à l'hôpital le 12 avril 1875.

Les membres inférieurs sont déformés par le rachitisme; de plus, ils sont le siége, de même que la vulve, de dilatations variqueuses considérables, œdème des grandes et des petites lèvres qui sont très-développées. Le toucher donne la sensation de grosses varices occupant les parois du vagin.

Dans les premiers jours qui suivent l'entrée de la femme à l'hôpital, on put remarquer une mobilité extrême du fœtus qui présentait l'extrémité céphalique dirigée tantôt en bas, tantôt en haut. Cela dura jusqu'au 10 mai environ. Enfin, vers cette époque, le fœtus se fixa définitivement et le palper put faire reconnaître la présence de la tête un peu à gauche et en haut.

Le 18, dans le but de faciliter à cette femme le travail, et de lui éviter les dangers qu'aurait pu faire naître le passage d'un fœtus trop gros, M. Depaul se décida à provoquer l'accouchement par la méthode de dilatation. Il employa l'éponge préparée; toute la journée petites douleurs, contractions utérines faibles; le soir elles deviennent plus fortes.

Le 19 au matin, la femme était en plein travail; l'éponge est retirée, la matrice continue de se contracter; le soir à quatre heures, dilatation du diamètre d'une pièce de 1 franc.

A dix heures du soir, M. Depaul est appelé. A son arrivée, il trouve la dilatation complète. Le siége s'engageait les jambes et les cuisses relevées sur l'abdomen; le doigt, introduit, trouva facilement l'ouverture anale et fut retiré plein de méconium. Grande quantité de méconium pur, dont la présence était due à la compression exercée sur le ventre du fœtus par un bassin retréci. Le toucher avait, en outre, fait reconnaître une position sacro-latérale droite, variété un peu postérieure.

A l'auscultation, bruits du cœur très-forts et très-réguliers. Summum en arrière, à droite et en haut. Le palper avait déjà fait constater la présence de la tête en haut et un peu à gauche.

La femme avait perdu ses eaux spontanément à huit heures du soir. Dilatation complète à huit heures vingt minutes.

A dix heures extrémité pelvienne extrêmement engagée, mais le périnée résiste (cette femme était presque primipare, et, en outre, le vagin était gonflé par des dilatations variqueuses. Ajoutons que la pression de l'extrémité pelvienne du fœtus, en gonflant les veines, augmentait encore la tuméfaction.) Contractions utérines peu énergiques. M. Depaul attendit un quart d'heure, mais en présence de la lenteur du travail et de la nécessité de l'accélérer, il se décida à administrer l'ergot de seigle. Au bout de dix minutes, les douleurs se précipitèrent; et tandis qu'auparavant il y avait entre chaque douleur un intervalle de quatre à cinq minutes, après l'administration du médicament, la malade eut six douleurs dans l'espace de dix minutes. Enfin l'engagement se complète, le périnée se distend, le rectum se vide. Pressions sur le périnée, pour donner à la femme le besoin de pousser, et l'accouchement se termine à minuit et demi. Durée totale du travail, 36 heures.

Voici maintenant des détails intéressants sur l'accouchement : la hanche droite s'est dégagée la première; puis on a vu apparaître l'anus, la vulve et la hanche postérieure. M. Depaul a pris un genou et la partie inférieure a été dégagée; puis il a tiré en bas et les épaules ont apparu. Au moment du dégagement du tronc, les bras remontaient sur les parties latérales de la tête. Recherche du bras antérieur. Au moment du dégagement on entend un petit bruit sec, un craquement, l'autre bras est sorti; la tête étant arrêtée et dans la déflexion, M. Depaul est allé accrocher le maxillaire inférieur et le dégagement de la tête s'est accompli.

Le craquement, entendu au moment du dégagement du bras antérieur, avait fait croire à M. Dupaul qu'une fracture de l'humérus s'était produite : on trouva une fracture de la clavicule.

Poids de l'enfant 3360 grammes.

Diamètre	sous-occipito-bregmatique. . .	10
—	occipito-frontal. . .	12
—	bipariétal. . .	9 1/2
—	occipito-mentonnier. . .	13

Nous immobilisons le bras, l'avant-bras dans la demi-flexion et la main droite portée vers l'épaule gauche. Un tampon d'ouate est placé sous l'aisselle et après avoir protégé les parties sur lesquelles devaient porter la bande avec une couche d'ouate, nous appliquons un petit bandage.

Quatorze jours après le cal est formé, les deux extrémités sont immobilisées, et l'enfant sort de l'hôpital en voie de guérison.

Trois mois après, nous avons eu l'occasion de le revoir. Il ne restait pas de traces de la fracture.

C'est la première fois que M. Depaul a produit une fracture de la clavicule dans une présentation du siége. Ce savant professeur déclarait dans sa clinique du 28 mai que ses doigts n'avaient pas porté sur l'os, et qu'il n'avait pas exercé un effort très-considérable pour dégager le bras. Comment expliquer le mécanisme en vertu duquel la lésion s'est produite entre les mains d'un homme aussi expérimenté? Sans doute il y avait là un défaut d'ossification, car le fœtus n'était pas à terme; et l'observation qui va suivre tendrait à prouver aussi que les os se rompent plus facilement chez les enfants de cette catégorie, que chez ceux qui ont atteint la limite naturelle.

Dans le cas précédent, les diamètres maternels étaient

de beaucoup inférieurs aux diamètres du fœtus; et de plus, des varices énormes venaient encore diminuer le calibre du canal. Il y avait, en outre, de l'œdème de la vulve; enfin, les mains s'étaient relevées sur le côté de la tête et étaient venues augmenter encore les difficultés. L'accoucheur avait donc contre lui toutes les circonstances défavorables. Si, d'un autre côté, l'on songe que la tête avec les mains étendues se trouvait complétement engagée, on se rendra un compte facile des difficultés du dégagement des bras, et du danger que couraient les membres supérieurs. Dans des circonstances semblables, c'est d'ordinaire l'humérus qui se fracture. Ici il résiste, ce qui favorise la fracture de la clavicule. Que s'est-il passé, en effet? Le doigt indicateur est allé à la recherche du bras; celui-ci est abaissé avec tous les ménagements qu'un opérateur consommé peut apporter dans une pareille manœuvre; mais, il a eu à se mouvoir dans un bassin considérablement rétréci, dans un canal, dont le calibré est plus que rempli par une extrémité dont les diamètres sont de beaucoup supérieurs aux diamètres maternels. Au moment où, dans cet étroit espace, le bras est abaissé, la tête humérale, se trouvant gênée dans son évolution, a pressé contre la clavicule; la courbure de celle-ci s'est exagérée, et elle s'est rompue au niveau de son tiers externe.

Somme toute, le résultat a été ici très-satisfaisant. Avec un enfant de grosseur à peu près normale, dont les diamètres sont supérieurs à ceux du bassin de la mère, l'enfant est passé vivant. Les bassins de 8 centimètres et demi sont assez rares; ils sont, d'ordinaire, supérieurs à celui-ci; et l'accouchement a été bénin, si l'on considère les circonstances dans lesquelles il s'est accompli.

C'est le plus souvent sous l'influence de causes analogues que se produisent les fractures de la clavicule.

Un bassin rétréci, les bras relevés sur les côtés de la tête, la nécessité du dégagement dans un bassin étroit, et peut-être l'ossification incomplète chez un fœtus qui n'est pas à terme, sont autant de conditions qui favorisent la production de la fracture de cet os. La clavicule peut encore être rompue, suivant M. Pajot, en décroisant à contre-sens le bras relevé derrière la nuque.

Le siége le plus ordinaire de la fracture survenant dans les conditions que nous venons de retracer, est le tiers externe de l'os. Ceci peut paraître surprenant, car chez l'adulte, les fractures par exagération de courbure se produisent d'ordinaire à la partie moyenne de l'os. Comment expliquer cette différence chez le fœtus? Tout ce que nous pouvons dire, c'est que sur quatre et même cinq cas (nous avons, en effet, une observation de fracture double), la fracture s'est produite sur la partie externe. Nous devons ajouter que sur la pièce que M. Guillermet, interne de la Maternité, a bien voulu mettre sous nos yeux, et dont parle l'observation suivante, la double fracture était dentelée transversale.

Dans cette observation de fracture double, les fractures se sont produites également par exagération des courbures de ces os, quoique par un mécanisme différent; le bassin était très-rétréci, l'angle sacro-vertébral saillant. Le chirurgien a fait le dégagement en introduisant la main derrière le dos du fœtus et en appuyant sur l'épaule. Le diamètre biacromial, forcé de traverser un espace trop étroit pour sa longueur, s'est raccourci, jusqu'à la limite d'extension des ligaments claviculaires d'abord, jusqu'à la limite de flexion des clavicules ensuite; cette limite franchie, et franchie brusquement peut-être, les deux os se sont fracturés probablement en même temps.

C'était encore ici un accouchement provoqué. Les os

pouvaient ne pas avoir la résistance qu'ils ont acquise lorsque les enfants sont à terme. Voici l'observation tout entière.

Obs. XV due à l'obligeance de M. Guillermet, interne à la Maternité. — Bassin vicié. — Accouchement provoqué. — Présentation du siége. — Travail très-long. — Fracture des deux clavicules. — Diastasis. — Mort. — Autopsie.

La nommée Mathilde Férat, 23 ans, entré à la Maternité le 28 février, salle Sainte-Adélaïde. C'est une femme petite et présentant une brièveté remarquable des membres inférieurs, qui sont incurvés. Cette incurvation porte principalement sur les tibias. Elle ne se souvient pas de l'âge auquel ces déformations se sont produites, dit avoir marché à l'âge ordinaire (douze ou quatorze mois).

Pas de maladies antérieures. Première apparition des règles à quinze ans et demi.

Dernières règles, le 26 juillet 1875 jusqu'au 2 août. La grossesse ne fut troublée par aucun accident. Mais, inquiète sur l'issue de l'accouchement, en raison, de sa petite taille, elle est venue à la consultation de la Maternité vers le troisième mois. M. Polaillon constata un rétrécissement du bassin, et lui recommanda de ne pas attendre au delà de sept mois de grossesse pour entrer à la Maternité, et y subir un accouchement provoqué.

Diamètre sacro-sous-pubien, 9 centimètres, sans déduction, ce qui le porte à 7 1/2 environ.

M. Polaillon se décida à provoquer l'accouchement, et, dans ce but, introduisit le ballon dilatateur le 1er mars à onze heures du matin.

Jusqu'au 7 mars, alternatives de dilatation du diamètre d'une pièce de cinquante centimes au diamètre d'une pièce de cinq centimes, et de rétraction du col. Une douche vaginale à dix heures et demie. Après une première douche, le col se dilate comme une pièce de deux francs, et les contractions utérines se font sentir. Après une seconde douche, le col, plus dilaté encore, permet de sentir à travers les membranes une petite extrémité assez mobile qui paraît être un pied.

Pendant la troisième douche, le fœtus, très-mobile, change encore de place, et on ne peut plus constater de présentation.

A midi, on fait monter la malade à la salle d'accouchement.

A cinq heures, dilatation intermédiaire entre deux et cinq francs. Poche des eaux bombant dans l'orifice. Aucune partie fœtale ne peut être atteinte. La femme a de bonnes contractions. Les battements du cœur fœtal s'entendent à droite et un peu au-dessus de l'ombilic.

8 mars. Dilatation du diamètre d'une pièce de cinq francs. Membranes bombant fortement. Aucune partie fœtale n'est accessible. Les bruits du cœur s'entendent au niveau de l'ombilic. La malade a des contractions assez fortes et éprouve une grande fatigue. A onze heures du matin on donne un bain. Enfin, vers le soir, le travail paraissant stationnaire, on envoie chercher M. Polaillon.

Opération le 8 *mars, à sept heures du soir.*

La femme a des contractations énergiques, la face est rouge, la peau chaude, le pouls précipité. Les battements du cœur s'entendent au niveau de l'ombilic à gauche; la tête est à la partie supérieure de l'utérus. Le toucher vaginal montre que le col est dilaté comme la paume de la main environ, que les lèvres du col sont très-minces et rigides, et que la poche des eaux bombe fortement. Dans l'intervalle des contractions, on peut sentir une partie fœtale qui est un pied, le talon étant tourné à gauche : on a affaire à une présentation sacro-iliaque gauche transversale. La poche des eaux est intacte.

M. Polaillon, après avoir constaté ces faits, pense que l'état général de cette femme indique de la délivrer le plus tôt possible. Il procède à l'opération de la manière suivante, à sept heures trente-cinq.

Le col n'étant pas suffisamment dilaté, il introduit les ciseaux de Dubois, et incise le col sur quatre points opposés et dans l'étendue d'un centimètre environ.

La dilatation étant devenue suffisante pour livrer passage au fœtus, il rompt la poche des eaux, en maintenant le doigt et la main dans l'ouverture, afin d'empêcher un écoulement trop rapide du liquide. Celui-ci s'étant écoulé néanmoins en grande partie, M. Polaillon repoussa le cordon en arrière, saisit les pieds et les amena à la vulve.

De légères tractions furent exercées sur les extrémités pelviennes, en même temps qu'un aide comprimait le ventre, pour empêcher la déflexion de la tête.

Le tronc se dégagea peu à peu, mais quand les membres supérieurs arrivèrent au détroit supérieur, qui était très-rétréci, les bras ne restèrent pas fléchis et se relevèrent. C'est alors que M. Polaillon introduisit la main droite derrière le dos du fœtus; il eut beaucoup de peine, en appuyant sur l'épaule et le bras droit, à dégager celui-ci. En effet, l'angle sacro-vertébral empêchait le bras de descendre, et l'exiguïté du bassin gênait la manœuvre à un point extrême. Une fois le bras postérieur dégagé, la main gauche fut introduite et alla dégager le bras gauche, manœuvre qui fut un peu plus difficile que le dégagement du bras droit.

Restait la tête. M. Polaillon introduisit la main gauche, accrocha la mâchoire inférieure et plaça les diamètres antéro-postérieurs dans le sens transversal du bassin. Mais malgré que M. l'interne poussât la tête par la paroi abdominale et que le chirurgien l'attirât en bas, l'extraction fut longue : la tête restait enclavée entre le pubis et l'angle sacro-vertébral saillant, et ce ne fut qu'après quatre minutes d'efforts que la tête franchit brusquement le détroit supérieur et fut extraite.

L'enfant ne put être ranimé.

Les diamètres de la tête étaient :

Bipariétal.	6 1/2
Occ.-ment.	12
Occ.-front.	10
Sous-occ.-breg.	8 3/4

Autopsie de l'enfant, faite quinze heures après la mort :

Ecchymoses sous-cutanées.

Crâne sain, sans fractures. Pas d'épanchement arachnoïdien.

On constate une fracture des deux clavicules : à gauche, à l'union du tiers externe et des deux tiers internes ; à droite, immédiatement en dehors de l'articulation scapulaire de la clavicule.

En outre, on constata un diastasis de la diaphyse de l'humérus droit sur l'épiphyse. Le corps de l'humérus a glissé sur l'extrémité supérieure d'environ la moitié de son diamètre. Ce diastasis a été produit par la difficulté du dégagement du bras droit.

Les autres organes sont sains.

Le pronostic de ces fractures n'a rien de grave. Elles guérissent chez l'enfant beaucoup plus rapidement que chez l'adulte. La consolidation se fait en quinze ou vingt jours. Cela tient à la vitalité considérable des tissus chez l'enfant.

Le traitement consiste dans l'application d'un appareil fort simple : tampon d'ouate sous l'aisselle correspondant à l'os fracturé ; bras ramené dans l'adduction ; main dirigée vers l'épaule du côté opposé ; bras et avant-bras de l'enfant protégé avec un peu d'ouate et maintenus à l'aide de quelques bandes.

Fractures de l'humérus dans la diaphyse. — Les fractures de l'humérus se rencontrent plus fréquemment que les fractures de la clavicule.

Toutefois, les tableaux de Carl Ruge semblent donner

un démenti à cette assertion, car sur soixante-quatre accouchements par le siége, nous trouvons six cas de fracture de l'humérus et nous trouvons six fractures de la clavicule.

D'après ces relevés, leur fréquence serait donc la même, ce qui est inexact ; tous les accoucheurs savent très-bien que les fractures de la clavicule sont exceptionnelles, tandis que celles de l'humérus ne sont pas rares. Celles-ci, dans les tableaux dont nous parlons, sont toutes au compte de la version. De notre côté, nous avons pu réunir quatre observations de cette lésion. C'est encore la version qui a été pratiquée. De plus, les tableaux de Carl Ruge donnent trois bassins normaux, deux rétrécis, un inconnu. Les cas que nous rapportons sont survenus, trois avec des bassins normaux, un avec un rétrécissement très-considérable ayant donné lieu à des lésions multiples. Les rétrécissements du bassin ne joueraient donc pas ici un rôle très-considérable, et on devrait attribuer surtout la cause de ces lésions aux manœuvres pendant l'accouchement.

Jacquemier avance que le bras peut être fracturé lorsqu'on le dégage après la sortie du tronc, ou séparé de ses épiphyses « par des efforts mal dirigés, des tractions violentes. » (Jacquemier, *loc. cit.*, t. II, p. 786.)

Mauriceau, Delamotte signalent des cas de fracture; Smellie en rapporte un cas dans la version ; nous reproduirons son observation plus loin. Nous reproduisons aussi le cas de Mme Lachapelle ; il n'est peut-être pas d'auteur qui n'en ait parlé. Dugès, neveu de Mme Lachapelle, et qui a annoté l'ouvrage de l'illustre sage-femme, a écrit une note très-intéressante et très-détaillée sur la manière dont se produisent ces fractures et sur les moyens de les éviter (on pourra lire cette notice dans le deuxième mémoire de Mme Lachapelle). Il dit aussi avoir fracturé le bras dans la version. Les quatre observations qui suivent peuvent donner une idée des circonstances dans lesquelles ces lésions se produisent le plus ordinairement.

Obs. XVI. Smellie. Théorie et pratique des accouchements (t. III, liv. III, obs. X, p. 547). — Fracture de l'humérus dans la version.

J'accouchai une femme, il y a quelques années, d'un petit enfant *in may-fair*. En le retournant et le tirant par les pieds, je m'aperçus d'un craquement dans les os de l'un des bras, circonstance qui me surprit d'autant plus, que je n'avais jamais retourné et délivré d'enfant avec plus de facilité et plus de précaution. Et en vérité, je suis persuadé que ce malheur provenait de *la petitesse* et de *la faiblesse de ses os*. Application d'une compresse d'eau-de-vie camphrée et d'un tour de bande. Le bras guérit très-bien.

Obs. XVII. Lachapelle. Pratique des accouchements (t. I, p. 307). — Version. — Fracture de l'humérus.

Femme de 22 ans; une hémorrhagie se déclare à la dernière période de la grossesse. Primipare. Douleurs faibles; tamponnement du vagin. Quinze heures après, douleurs peu aiguës. Je voulus savoir s'il était temps d'agir; je vidai le vagin et je trouvai l'orifice médiocrement dilaté, mais très-dilatable. Rupture artificielle de la poche des eaux; peu d'eau sortit et la tête n'avança pas. Je reportai la main droite dans le vagin pour en évacuer davantage; mais trouvant les choses favorablement disposées, j'aimai mieux aller sur-le-champ à la recherche des pieds. J'enfonçai la main, et je les rencontrai un peu au-dessus de la tête. En même temps, je reconnus que celle-ci était dans la première position. Je n'avais pas introduit la main recommandée par la théorie; je n'avais pas suivi le côté de l'enfant. L'abondance de l'eau et la liberté du fœtus rendaient inutiles toutes ces précautions qui m'auraient fait perdre beaucoup de temps et de facilités. En tirant sur les pieds, je fis d'abord virer l'enfant comme s'il eût été dans la première position du sommet. En effet, j'avais amené le pied gauche en avant, et cela tenait à la manière dont je les avais saisis tous deux de la main droite. En tirant sur le pied gauche, je fis tourner le fœtus davantage encore, et je lui donnai la direction qu'il a dans la première position des pieds. (Baudelocque.)

L'enfant descendit, en conséquence, de telle manière que le sternum regardait en arrière et à gauche. Les aisselles étaient à la vulve. Je dégageai d abord le bras droit, qui était le plus en arrière. Rien de plus facile. Il n'en fut pas ainsi du bras gauche : retenu par l'utérus contre lequel il appuyait pendant que le tronc suivait la torsion ou la rotation que j'ai décrite, il s'était trouvé sur le dos. Puis, à mesure que le tronc descendait, il était relevé vers la nuque, toujours retenu par les frottements de l'utérus et bientôt par la saillie du pubis. Enfin, il se trouvait serré entre l'occiput et la symphyse pubienne. Vainement plusieurs personnes essayèrent successivement de le dégager en le faisant passer par-dessus l'occiput pour le ramener devant la face. J'annonçai aux élèves qu'on ne pourrait le faire qu'en cassant l'humérus et aussi la clavicule.

Si l'enfant eût vécu, j'aurais laissé venir les choses telles quelles, et j'aurais, à tout événement, dégagé à la fois la tête et le bras; mais l'enfant étant mort, je permis à l'un des assistants de renouveler ses efforts. Comme je l'avais prévu, l'humérus fut rompu, et alors le dégagement fut facile. La tête sortit sans peine, le périnée resta intact, ainsi que l'orifice utérin.

Obs. XVIII, communiquée par M. le Dr D.... — Présentation de l'épaule. — Version. — Fracture de l'humérus gauche.

La femme H..., âgée de 28 ans; primipare. Au moment où je fus appelé, la poche des eaux était rompue depuis deux heures environ. La sage-femme avait constaté la main droite en procidence dans le vagin. Je reconnus une présentation de l'épaule droite, dos en avant. Le cœur de l'enfant battait normalement. Je fis la version pelvienne. J'amenai rapidement l'extrémité inférieure du fœtus; mais les contractions avaient été telles sur ma main et mon poignet, qu'après avoir dégagé le tronc, je demandai de l'eau froide pour faire cesser l'engourdissement de la main. Je priai la sage-femme de tenir le fœtus quelques secondes, lui enjoignant de ne rien faire, car je soupçonnais que les bras s'étaient redressés sur les côtés de la tête. Malgré ma recommandation, elle passa le doigt à la partie postérieure pour dégager le bras postérieur; mais à peine eût-elle ébauché le mouvement qu'un craquement se fit entendre, très-perceptible, indiquant probablement une fracture. Je terminai en toute hâte l'accouchement. L'enfant, du sexe féminin, vivait, et l'examen me convainquit d'une fracture de l'humérus gauche, au tiers supérieur. J'appliquai un appareil légèrement contentif, et l'enfant guérit très-bien et assez rapidement.

Obs. XIX (personnelle). — Bassin vicié par rachitisme. — Accouchement provoqué à sept mois et demi environ. — Présentation de l'extrémité pelvienne. — Dépression profonde du pariétal gauche. — Fracture de l'humérus droit et de la clavicule gauche.

La nommée J..., femme Hub., âgée de 29 ans, blanchisseuse, entra à l'hôpital des cliniques, dans le service de M. Depaul, le 28 juin 1875.

Elle est déjà accouchée avant terme d'une fille morte extraite à l'aide du forceps. Les membres inférieurs sont considérablement déformés par le rachitisme. La mensuration du bassin donne 7 centim. 1/2 sans déduction.

A eu sa dernière apparition de règles le 15 novembre 1874, ce qui ferait remonter l'époque de la grossesse à sept mois et demi environ.

Le 14 juillet, M. Depaul se décida à provoquer l'accouchement prématuré artificiel. Application d'éponge préparée le 14. La dilatation est insignifiante et les douleurs presque nulles. Douches vaginales le 15 et le 16. Apparition des premières douleurs régulières le 15 juillet à six heures du soir. Rupture artificielle des membranes, le 16 juillet à huit heures vingt minutes du matin. L'enfant se présente par le siége en S. I. D. P.

L'accouchement ne se faisant pas, et la femme s'épuisant en efforts superflus, M. Depaul se décide à intervenir. Il amène les pieds à la vulve; il dégage le tronc à grand'peine. Les bras se sont redressés; au moment du dégagement du bras antérieur, un craquement se fait entendre, puis un second au moment du passage des épaules. L'extraction de la tête présente d'énormes difficultés. Enfin cette partie finit par être expulsée non sans beaucoup de peine. Durée totale du travail, vingt et une heures et demie.

L'enfant présente des lésions multiples. Dépression profonde du pariétal gauche. Fracture de l'humérus droit et de la clavicule gauche.

Les conditions dans lesquelles surviennent habituellement les fractures du bras sont les suivantes :

1° Le dégagement des bras relevés sur les côtés de la tête peut amener la fracture de l'humérus.

M. Pajot signale dans ses cours un procédé suivi par les personnes inexpérimentées, et qui consiste dans l'application de l'indicateur seul sur la partie moyenne du bras. La fracture, dit le savant professeur, ne manque jamais de se produire lorsqu'on procède de cette manière.

2° Lorsqu'on opère le dégagement des bas à contre-sens : les bras sont relevés sur les côtés de la tête. Au lieu de former des attelles avec le pouce et l'indicateur, et de ramener le bras en avant en faisant passer la main du fœtus devant le front, il peut se faire que l'accoucheur, mal instruit ramène le bras sur le plan postérieur en longeant l'occiput et la nuque; enfin, qu'il fasse suivre au membre un chemin tout opposé à celui qu'il devrait parcourir. Quelque souplesse que puissent avoir les articulations du fœtus, elles résistent assez pour que le bras soit rompu sous un effort qui paraît peu considérable à celui qui l'exerce.

3° Ou bien, les bras étant redressés, l'accoucheur a imprimé au tronc un mouvement de torsion en vertu duquel un des bras, qui n'a pas tourné, est venu croiser la nuque en arrière et se mettre dans la position du bras de polichinelle, pour me servir de l'expression de M. Pajot; si des tractions un peu vives sont exercées, il peut s'accrocher à la symphyse et se luxer ou se casser.

4° Un cas plus compliqué, et dans lequel il est encore plus difficile d'éviter les lésions, c'est celui dont parle l'observation de Mme Lachapelle. Un mouvement de torsion avait été imprimé au tronc, le bras postérieur ayant été dégagé sans peine, le bras antérieur, retenu par l'utérus, n'avait pas suivi le mouvement du corps et il s'était trouvé sur le dos. Puis, à mesure que le tronc descendait, il était remonté vers la nuque; toujours retenu par les frottements de l'utérus, et bientôt par la saillie du pubis, il s'était trouvé serré entre l'occiput et la symphyse pubienne. Pendant le dégagement, le bras sera presque toujours rompu, quand il prendra cette position.

5° Les fractures de l'humérus peuvent encore se produire lorsqu'on cherche à dégager le bras antérieur le premier. Il peut se faire, en effet, surtout si le bassin est rétréci, que le bras n'ait pas assez de place pour se mouvoir en avant; dans le mouvement de dégagement, le bras et surtout le coude frottent contre le pubis, et pour peu qu'en ce moment la force employée par l'accoucheur soit considérable, que ses mouvements soient brusques, le bras se rompt avec une grande facilité.

Le pronostic est en général très-peu grave, si les fragments ont été bien contenus [1]. Ces fractures chez l'enfant guérissent plus rapidement que chez l'adulte ; et je ne sache pas qu'elles donnent lieu à de fausses articulations, comme cela se voit assez souvent chez l'adulte. Cette complication, si elle se produisait, devrait être mise tout entière au compte de l'appareil.

Prophylaxie. — 1° Éviter les tractions trop violentes, surtout si le col est rétracté ou que le bassin soit rétréci. Si les tractions sont nécessaires, éviter de tirer en dehors des contractions. Toutes ces manœuvres inopportunes favorisent d'ordinaire le redressement des bras, et par suite la production des lésions.

2° Si les bras se sont redressés, opérer le dégagement en commençant par le bras postérieur, parce qu'il y a plus d'espace en arrière. Voici comment s'exprime M. Pajot dans ses cours : « On enveloppe le fœtus avec un linge chaud ; on se sert de la main, qui s'applique par sa face palmaire sur le dos du fœtus ; on met celui-ci sur le bras qui n'opère pas ; on soulève l'enfant, et la racine du membre apparaît déjà. On glisse l'index et le médius le long du bras aussi loin que possible. On met le pouce dans l'aisselle, l'index du côté opposé, on forme ainsi des attelles destinées à protéger le bras, et *on mouche l'enfant.* » En procédant ainsi, M. Pajot a pu jusqu'ici éviter ces fractures.

(Une précaution que l'on ne doit jamais négliger, lors-

1. Le plus souvent, cette contention est d'autant plus facile chez l'enfant que, dans ces fractures, le périoste n'est pas déchiré et contient lui-même les fragments. C'est là une des causes de la bénignité de cette lésion chez le nouveau-né.

qu'on se dispose à pratiquer la version pour une présentation de l'épaule avec procidence du bras, c'est d'attacher un lacs sur ce membre, afin d'éviter son redressement lorsqu'on viendra à refouler la partie qui se présente et à solliciter l'évolution du fœtus. Si l'on oublie ce précepte, on court le risque de voir le bras se redresser, et la fracture de l'humérus peut être la conséquence du dégagement du membre.)

Il est une règle générale que l'accoucheur ne doit jamais perdre de vue lorsqu'il se trouve en présence d'une déflexion des membres supérieurs, c'est qu'il doit faire suivre, autant que possible, au bras à dégager, le même chemin qu'il a parcouru pour venir se placer dans la position qu'il occupe. Il ne doit jamais oublier le précepte de Mme Lachapelle : continuité, lenteur, tâtonnement même. « Voilà, dit M. Pajot, les précautions sans lesquelles on ne doit jamais faire marcher l'emploi de la force. »

Enfin, si le dégagement est impossible, ne jamais, à moins d'indications formelles, pratiquer des tractions qui n'auraient d'autre résultat que d'amener la fracture ou la luxation du membre.

Quant au traitement, il est des plus simples. Souvent le périoste n'a pas été déchiré et les fragments restent en place. Dans le cas contraire, la coaptation étant faite, appliquer une carte à jouer comme attelle sur le membre, l'entourer d'un petit bandage roulé, et le fixer contre le tronc dans l'immobilité la plus complète possible.

II. *Fractures du corps du fémur.* — Les fractures que l'on rencontre sur le fémur à la suite d'un accouchement par l'extrémité pelvienne siégent principalement sur la diaphyse. De même que pour celles de l'humérus, nous ne parlerons que des fractures que l'on rencontre sur le corps de l'os, la rareté des observations ne nous permettant pas d'entreprendre l'étude des fractures que l'on peut trouver, quoique plus rarement, sur les extrémités.

Les tableaux de Carl Ruge ne donnent que trois cas de fractures du fémur ; l'un appartient à un bassin rétréci, les deux autres à des bassins inconnus. Deux se sont produits pendant la version, l'autre dans une présentation spontanée du siége. J'ai pu réunir, à mon tour, quatre observations de fractures de cet os, dont deux appartiennent à Smellie ; les deux autres sont inédites : je dois l'une à l'obligeance de M. Déjerine, interne à l'hôpital Saint-Louis, et l'autre à M. Guillermet, interne à l'hôpital de la Maternité.

Les deux observations de Smellie sont muettes sur les diamètres du bassin ; mais dans la seconde l'auteur dit que le fœtus était très-gros. Quant aux deux autres, l'une est muette sur les diamètres, l'autre dit que le bassin était normal. La première se produisit pendant la version, et la seconde à la suite d'une présentation du siége incomplète, circonstance qui les rapproche, à mon avis.

Dans la première observation de Smellie (loc. cit., p. 548), cet auteur raconte qu'il envoya un de ses élèves pour accoucher une pauvre femme ; l'enfant se présentait mal, et en tirant une des jambes (sans doute en voulant la défléchir), la cuisse se cassa dans le milieu. Après l'accouchement, il pansa la fracture, et par les bons soins qu'il en prit, le membre guérit (Smellie).

La deuxième observation donne les détails suivants : Une sage-femme ayant besoin de secours, M. Web de Revis, qui m'avait suivi pendant longtemps, alla pour délivrer la malade, qui était une pauvre femme. Comme l'enfant se présentait mal, il amena une jambe ; mais comme l'*enfant était fort gros*, il ne put délivrer le corps, ni amener l'autre jambe. Sur cela je vins pour l'aider.

En cherchant l'autre jambe qui restait, je trouvai la cuisse pliée en deux et fracturée, je la tirai avec précaution ; et après cela le corps et la tête. Il pansa la fracture et eut beaucoup de peine à remettre la cuisse. Mais par la mau vaise conduite de la femme, qui était sujette à s'enivrer, la cuisse s'enflamma et l'enfant mourut. Ce malheur découragea et mortifia beaucoup mon élève. Mais je lui dis que ces accidents arrivaient quelquefois, même aux meilleurs praticiens et à ceux qui étaient les plus attentifs.

Ces deux observations si courtes sont instructives à plus d'un titre. On remarquera d'abord que dans la première l'auteur rapporte qu'en tirant sur une des jambes la cuisse se cassa dans le milieu....

Dans la seconde, le chirurgien après avoir amené l'un des membres ne put délivrer le corps ni *amener l'autre jambe*, et Smellie, venant à la rescousse, trouva l'autre jambe qui restait pliée en deux et fracturée. Dans les deux cas, la cuisse s'était cassée par le même mécanisme, et c'est aussi, croyons-nous, de cette manière que les fractures se produisent le plus ordinairement. Voici ce qui se passe : le siége est engagé en présentation complète. Le médecin, désireux de hâter l'accouchement, va chercher les pieds ou bien accroche le jarret ou l'aine du fœtus ; si, au moment où il cherche à dégager le membre, la cuisse se fixe par ses deux extrémités, soit contre les parois de l'utérus, qui se contracte en ce moment, soit sur deux points opposés du bassin, il arrive un moment où le diamètre du canal est trop petit pour la longueur de l'os ; celui-ci s'infléchit, et si l'utérus entre en contraction ; si, surtout les tractions continuent à être exercées par l'accoucheur, l'os se rompt, le plus souvent par exagération de sa courbure naturelle ; il s'est produit une fracture indirecte. La fracture peut se produire encore par cause directe, si la pression de la main qui veut opérer le dégagement vient à porter sur la partie moyenne de l'os, les deux extrémités de celui-ci étant fixées dans le bassin. Les auteurs ne s'expliquant pas ou s'exprimant d'une manière très-vague sur le mécanisme de cette fracture, nous avons été forcé de chercher une explication ; nous la donnons pour ce qu'elle vaut.

Jacquemier dit que « le fémur a été quelquefois fracturé ou séparé de ses épiphyses par des efforts mal dirigés, des tractions trop violentes. » Pour M. Pajot (thèse citée), « c'est en saisissant le membre et en cherchant à le déployer que la fracture survient.... peut-être même la fracture serait elle produite par la saisie du membre ramené en abduction dans le deuxième temps de la manœuvre. »

On a encore indiqué les tractions exagérées comme capables de produire la fracture, mais comment admettre que des tractions exercées suivant l'axe de l'os seront assez puissantes pour produire cette lésion ? Nous croyons que ces manœuvres produiront plutôt des lésions articulaires, telles que luxations, décollements d'épiphyses, etc. Celles-ci seront favorisées par l'existence d'un bassin rétréci, ou par l'arrêt de la tête chez un hydrocéphale, ou bien encore par la présence d'une tumeur volumineuse existant sur les parties non encore dégagées, comme l'indique l'observation suivante que nous avons trouvée dans la thèse d'agrégation de Joulin (*Des cas de dystocie appartenant au fœtus*, Paris, 1863).

Obs. XX. — Tumeurs des reins. — Arrêt du travail. — Tractions sur les membres inférieurs. — Arrachement.

L'enfant se présentait par le siége, les membres inférieurs se dégagèrent spontanément ; mais là s'arrête le travail, et les tractions progressivement croissantes, *déterminèrent l'arrachement des membres.*

C'est dans cet état que la malade, qui habitait les environs de Lyon, fut placée sur une charrette et conduite à l'hôpital de cette ville. Pendant qu'on réfléchissait au diagnostic d'une tumeur volumineuse qui était la cause d'arrêt du travail, et au moyen de l'extraire, la femme, prise de contractions énergiques, expulsa spontanément le fœtus.

Le ventre de l'enfant était occupé par deux tumeurs énormes, constituées par les reins, lisses, pâles, blanchâtres, peu résistantes au toucher et mesurant 15 centimètres de hauteur, 10 de largeur et 7 d'épaisseur.

Les éléments du rein étaient plus ou moins modifiés, mais non dégénérés. Les organes urinaires, perméables dans leur trajet, aboutissaient à une vessie vide et normale.

L'observation suivante prouve que la rétraction de l'utérus peut encore favoriser la production de cette fracture.

Obs. XXI (communiquée par M. Déjerine, interne à l'hôpital Saint-Louis). — Présentation de l'épaule. — Version. — Fracture du fémur et de la clavicule.

Le 4 mai, entra dans le service d'accouchements de M. Vidol, hôpital Saint-Louis, une femme en couches, âgée de 28 ans.

Le travail avait commencé la veille à huit heures. La poche des eaux rompue depuis le matin. Un médecin de la ville avait déjà tenté la version.

A six heures du soir, la femme est conduite à l'hôpital. Le bras droit fortement œdématié, d'une coloration violette, était en procidence hors de la vulve. L'épaule était manifestement engagée. A la palpation on sentait la tête dans la fosse iliaque gauche. Nulle part on ne put entendre les battements du cœur du fœtus.

L'interne de service, M. Déjerine, fit une tentative de version; après avoir essayé en vain de repousser le bras et l'épaule (il ne put que très-difficilement introduire la main dans l'utérus, les parois de l'organe étant fortement appliquées sur les parties fœtales), il n'insista pas, par prudence et fit mander un accoucheur.

A huit heures, M. Polaillon arrive et après avoir examiné la malade, il se décide à tenter la version, et, si elle ne réussit pas, il se propose de faire la détroncation.

Se servant de la main droite, il arrive, après sept à huit minutes d'efforts énergiques, à saisir le genou gauche.

Pendant les efforts de tractions faits pour produire la culbute du fœtus, on entendit un bruit sec; c'était une fracture du fémur qui venait de se produire, comme on le constata l'opération une fois terminée.

Le pied fut ensuite rapidement amené au dehors, et les autres temps de la version se firent naturellement.

En examinant le fœtus, on trouva encore une fracture de la clavicule droite.

Le diagnostic de cette fracture est assez facile, lorsque les fragments ne sont pas maintenus par le périoste intact. Car la déformation est considérable chez l'enfant, à cause de sa tendance à tenir ses membres inférieurs dans la flexion, position qui favorise le déplaçement des fragments. On peut donc percevoir la mobilité anormale et la crépitation. Quant aux symptômes snbjectifs, nous n'avons pas besoin de dire qu'ils sont difficiles à constater.

Pronostic. — Bénin si la périoste n'est pas déchiré et qu'il maintienne les fragments. Dans le cas contraire, ces fractures, graves chez l'adulte, sont en général plus graves encore chez l'enfant nouveau-né. Cette gravité résulte de la difficulté que l'on éprouve à faire la coaptation chez ces petits êtres, dont les muscles fléchisseurs sont très-développés chez eux comparativement aux extenseurs, en raison de la situation de l'enfant dans la matrice. Chez les nouveau-nés, en effet, les fléchisseurs et les adducteurs sont toujours en jeu, comme en vertu d'une habitude acquise pendant la vie intra-utérine. Le développement plus considérable des fléchisseurs s'explique, selon nous par le plus grand usage que le fœtus fait de ces muscles lorsqu'il est encore dans la matrice. Les extenseurs, au contraire, ne se développent chez lui que très-tard, et c'est ce qui explique, à notre avis, et la difficulté avec laquelle l'enfant se maintient dans la station debout, et cette tendance marquée pour la flexion que tout le monde a pu remarquer. Quoi qu'il en soit, cette flexion, instinctive en quelque sorte, crée au chirurgien une véritable difficulté lorsqu'il veut maintenir la réduction des fragments. Excepté dans les cas rares où les fragments sont contenus par le périoste intact, il se fait un déplacement angulaire, le cal se forme sur cet angle, lorsqu'il ne se produit pas un chevauchement, et un raccourcissement considérable en est la conséquence. L'angle est ouvert en arrière et un peu en dedans. Ce déplacement est favorisé par la difficulté que l'on éprouve à maintenir l'appareil. La tendance à la flexion dont nous avons parlé est à peine corrigée par la douleur que la fracture fait éprouver à l'enfant ; et si l'appareil se relâche sous l'influence de mouvements incessants, ce relâchement favorise le déplacement des fragments. D'où la nécessité de renouveler l'application de l'appareil à de cours intervalles. Pendant cette opération (et surtout si l'on manque d'aides intelligents, ce qui arrive souvent dans la pratique), l'enfant semble se jouer du soin avec lequel on cherche à éviter ce qu'il paraît rechercher avant tout ; *la flexion du membre*.

La deuxième observation de Smellie prouve encore non-seulemeut qu'on a quelquefois de la peine à remettre la cuisse, comme il le dit, mais encore que les suites peuvent ne pas être exemptes de dangers. Je croirais volontiers que la mort de cet enfant, attribuée par Smellie à l'ivrognerie de la mère, pouvait bien n'être due qu'à une complication à laquelle l'inconduite de cette femme était à peu près étrangère.

L'observation suivante rapporte un cas de fracture du femur. L'enfant a *succombé*. L'autopsie a été faite, et je dois à l'obligeance de M. Guillermet d'avoir pu examiner la pièce. La fracture siége à l'union du tiers supérieur avec le tiers moyen. Les fragments sont réunis en angle ouvert en arrière et en dedans, comme nous l'avons dit plus haut. Les fragments sont déjà pourvus d'un cal fibreux.

Obs. XXII (communiquée par M. Guillermet, interne de la Maternité). — Présentation de l'extrémité pelvienne incomplète. — S. I. D. P. — Bassin normal. — Fracture du fœmur, mort de l'enfant. — Autopsie.

Ponteville, primipare, âgée de vingt-cinq ans, est d'une bonne constitution et a le bassin normalement conformé. Réglée pour la première fois à l'âge de quinze ans ; elle l'est depuis régulièrement tous les mois pendant huit jours. Sa dernière époque menstruelle date du 20 au 28 juillet 1875.

Elle se présente à la Maternité le 21 mars 1876 à quatre heures du soir : elle ressent les premières douleurs.

Examinée dans la soirée par l'élève de garde, on entend le maximum des bruits du cœur à droite et en arrière; par le toucher on constate que l'orifice est du diamètre d'une pièce de 2 francs; les membranes sont rompues; la hanche droite est accessible et le siége s'engage en S. I. D. P.

Les contractions sont régulières, mais peu énergiques; cependant à dix heures et demie du soir, le 7 avril, la dilatation est complète.

A partir de ce moment, les contractions cessent complétement.

Cette inertie se prolongeant beaucoup et l'expulsion ne se faisant pas, Mme Callé fait prévenir M. Polaillon. A sept heures dix minutes du matin, 8 avril, il arrive et se décide à terminer l'accouchement. Les premières tentatives pour amener le siége à la vulve n'ont aucun résultat. Alors il accroche avec les index les deux plis inguinaux et opère pendant dix minutes des tractions très-énergiques. Enfin, la hanche antérieure apparaît, puis la hanche postérieure, et le siége se dégage complétement à sept heures vingt minutes. L'extraction de la tête n'offre aucune difficulté et l'accouchement se termine à sept heures vingt-cinq minutes, etc. Enfant du sexe masculin.

Les tractions continues et énergiques qui furent exercées sur les hanches pour amener le siége à la vulve, déterminèrent une fracture du fémur droit. La hanche droite présentait ainsi une large ecchymose.

Pour les raisons que nous avons données plus haut, les fractures du fémur exposent beaucoup aux pseudarthroses.

Le danger de ces complications est encore plus considérable que pour l'adulte.

Comme nous l'avons fait pressentir, un traitement efficace est difficile à appliquer, lorsque le périoste n'est pas intact ; car ici l'on n'a pas le choix de l'appareil. Outre que celui-ci est constamment exposé à se relâcher, ces petits êtres mouillent sans cesse les pièces de pansement, qu'on se voit obligé de changer souvent, surtout en été, sous peine de voir survenir un érythème opiniâtre et pis, encore.

On ne peut songer à employer des appareils à extension continue chez des enfants nouveau-nés.

Jacquemier proscrit les attelles de carton, et cela avec raison, car le carton sans cesse mouillé n'offrirait pas une consistance suffisante. Il recommande l'emploi d'attelles minces et flexibles en bois ou en baleine.

Ne pourrait-on pas se servir des attelles plâtrées que M. le professeur Verneuil emploie dans les cas de fractures de l'humérus lorsqu'il veut éviter les pseudarthroses ? Il nous semble que des attelles analogues trouveraient ici leur utilité.

A la librairie O. Doin, 2, rue Antoine-Dubois.

RECHERCHES EXPÉRIMENTALES SUR LE SPASME DES VOIES BILIAIRES, à propos du traitement de la colique hépatique et sur l'ictère mécanique, par le Dr *Audigé*, ancien externe des Hôpitaux de Paris, in-8 de 60 pages, prix 2 fr. »

DES ÉRUPTIONS CUTANÉES CONSÉCUTIVES AUX LÉSIONS TRAUMATIQUES, par *André Picaud*, docteur en médecine de la Faculté de Paris, Paris 1875, in-8° de 50 pages, prix 2 fr. »

DE L'EMPLOI THÉRAPEUTIQUE DU PHOSPHORE, DANS QUELQUES AFFECTIONS DU SYSTÈME NERVEUX, par *Eugène Lemaire*, docteur en médecine de la Faculté de Paris. Paris 1875, in-8° de 110 pages, prix 2 fr. 50

LA PNEUMONIE DANS LA GROSSESSE, par *Louis Ricau*, docteur en médecine de la Faculté de Paris. In-8° de 53 pages, prix 1 fr. 50

DU TRAITEMENT DE LA FOLIE, PAR LE CHLORHYDRATE DE MORPHINE, par le Dr *Auguste Voisin*. In-8° de 54 pages, prix 1 fr. 50

TRAITÉ DES MALADIES DES YEUX, par le Dr *Charles Abadie*, ancien interne des hôpitaux, professeur libre d'ophthalmologie. — Prix 10 fr.

Cet ouvrage comprendra un exposé complet des récentes découvertes ophthalmologiques et formera deux volumes contenant un grand nombre de figures originales dessinées d'après nature et intercalées dans le texte, ainsi que plusieurs planches hors texte en chromolithographie.

LE TOME II PARAITRA PROCHAINEMENT.

A. PARENT, imprimeur de la Faculté de Médecine, rue Mr-le Prince, 31.

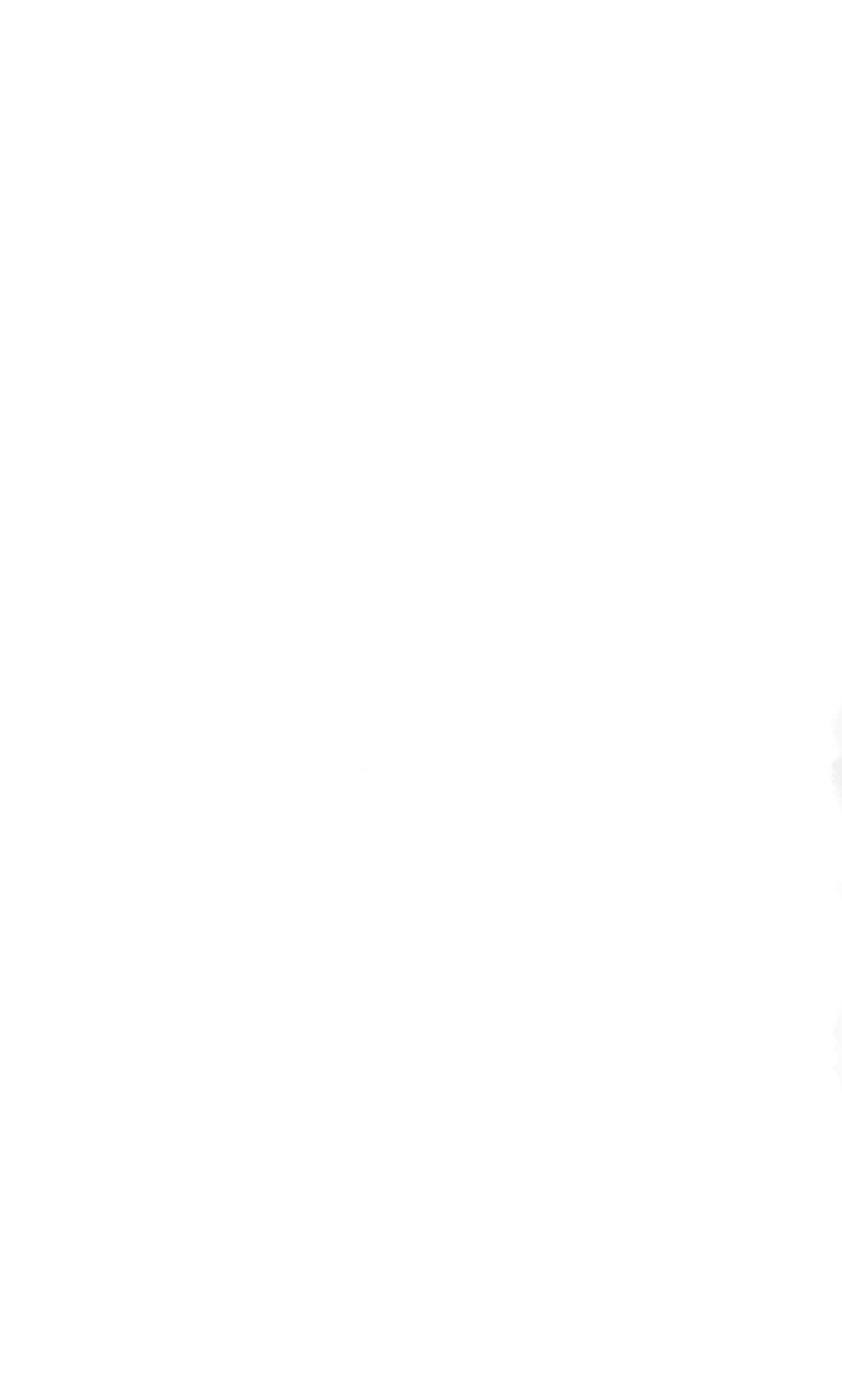

www.ingramcontent.com/pod-product-compliance
Ingram Content Group UK Ltd.
Pitfield, Milton Keynes, MK11 3LW, UK
UKHW020242220726
13923UKWH00002B/786